Sandol Stoddard
Leben bis zuletzt

SERIE PIPER
Band 1076

Zu diesem Buch

Dieses Buch macht mit den Zielen und Traditionen der Hospiz-Bewegung bekannt, die sich in jüngster Zeit auch in der BRD rasch ausbreitet. An konkreten Beispielen aus England und USA wird gezeigt, wie man bei Schwerkranken und Sterbenden mittels richtiger Medikation Schmerzen lindern und durch menschliche Nähe Ängste abbauen kann, ohne den Kranken hilflos und einsam der »Apparate-Medizin« zu überlassen. Ein menschenwürdiges Sterben, begleitet von den Angehörigen, Freunden und einem Team aus Medizinern, Psychologen, Seelsorgern und Pflegenden nimmt uns das Entsetzen vor der Grenzsituation Tod. Statt »Sterbehilfe« wird hier Hilfe angeboten, um Leben bis zuletzt lebenswert zu gestalten.

Ein besonderer Reiz des Buches liegt in der sinnenhaft anschaulichen Schilderung von Hospiz-Pflege-Situationen in Antike und Mittelalter, die die jahrtausendealte Tradition dieser Art von Umgang mit Sterben und Tod in unserer Kultur wieder lebendig werden lassen.

Eine wichtige Ergänzung liefert der im Anhang abgedruckte Beitrag der Übersetzerin, die aus eigener ärztlicher Erfahrung all das zusammengestellt hat, was ein Hospiz – ob auf ambulanter oder stationärer Basis – in der BRD an Pflegeleistung und auf den Einzelfall abgestimmter Medikation bieten kann und sollte. Der vorliegenden Neuausgabe des Buches wurde vorangestellt ein Vorwort der Ärztin und Kommunikationstherapeutin Gustava Everding, die – wie die Übersetzerin – zu den Initiatoren der deutschen Hospiz-Bewegung gehört und im Vorstand des Christophorus Hospiz Vereins in München mitarbeitet.

Sandol Stoddard, geboren in Birmingham, Alabama, USA. Seit über 20 Jahren schriftstellerische Tätigkeit, u. a. Autorin zahlreicher preisgekrönter Jugendbücher. Lebt heute auf Hawaii.

Sandol Stoddard

Leben bis zuletzt

Die Hospiz-Bewegung

Ein anderer Umgang
mit Sterbenden

Aus dem Amerikanischen
von Elisabeth Albrecht

Vorwort von Gustava Everding

Piper
München Zürich

Die Orginalausgabe erschien 1978 unter dem Titel
»The Hospice Movement – A Better Way of Caring for the Dying«
bei Jonathan Cape Ltd., London.
Die deutsche Fassung ist gegenüber dem Original
leicht gekürzt.

ISBN 3-492-11076-2
September 1989
R. Piper GmbH & Co. KG, München
Lizenzausgabe mit Genehmigung des Lambertus-Verlags, Freiburg

Umschlag: Federico Luci
Gesamtherstellung: Clausen & Bosse, Leck
Printed in Germany

Inhalt

Vorwort

Warum dieses Buch wichtig für mich wurde? So wichtig, daß ich es jedem Menschen in die Hand gebe, der mich nach meiner Arbeit im Christophorus Hospiz Verein fragt? Wieder habe ich es, wie beim ersten Mal, in einer Nacht durchgelesen. Mühelos nahm es mich mit auf eine Reise zu den verschiedenen Stationen der jahrhundertealten Hospizgeschichte, und ich erlebe, wie in einem modernen Hospiz sich die »sorgende Gemeinschaft« an dem verlorengegangenen Erbe der Vergangenheit orientiert.

Neu daran ist nicht die Idee der Sterbebegleitung, bei der der *ganze* Mensch im Mittelpunkt steht, sondern die Synthese aus den Erkenntnissen der modernen Medizin und einer umfassenden Betreuung des sterbenden Menschen in seinem gewachsenen sozialen Umfeld.

Mir kommen die Worte von Stanislaus, einem Warschauer Filmregisseur, in den Sinn: »Fortschritt bedeutet für uns in Polen Bewahrung der alten Werte.«

Hospiz, der Ort der Gastfreundschaft und Menschlichkeit, kann das gewohnte Zuhause, das Krankenzimmer, kann überall dort sein, wo mit der Linderung körperlicher, seelischer und sozialer Leiden die Annahme von Sterben und Tod erleichtert wird. Wir erleben den Freiraum, in dem ganz unterschiedliche Menschen so sein können, wie sie sind: »Sie lassen ihre Masken fallen und regen sich nicht mehr über Belangloses auf«, wie Cicely Saunders, die Begründerin der modernen Hospiz-Bewegung, es formuliert.

Wie ich zur Hospizarbeit kam?

Ein Film rüttelte mich wach, es war Fronleichnam 1971: »Noch 16 Tage« von P. Reinhold Iblacker zeigte den Alltag im St. Christopher Hospice in London.

Dann begegnete ich Dr. Elisabeth Kübler-Ross und ihrer überzeugenden Art, mit Sterbenden und ihren Angehörigen umzugehen. Sie spricht von den »unerledigten Aufgaben« und davon, daß »der Zeitpunkt des Sterbens das letzte Stadium der Reife sei«.

Da war auch noch ein Erlebnis in meinen Medizinalassistententagen, das tiefes Unbehagen geweckt hatte: In einem 10-Betten-Krankensaal erfuhr ich, daß zum ärztlichen Handeln eben doch mehr gehört als eine gute Diagnose und die daraus folgende Therapie. Ich sah, wie Ärzte verständnislos, ungeduldig und irritiert auf ein »verstocktes Magen-Ca« (Krebsgeschwür) reagierten, das »sich nicht operieren lassen wollte«. Man brachte mich als letztes Glied in der Hierarchiekette an das Bett des Patienten: »Reden Sie mal mit ihm!« Im Gespräch gewann ich dann langsam ein Bild der Lebenswirklichkeit dieses Mannes: Seine Frau war im Endstadium eines Hirntumors blind und hilflos auf ihn angewiesen. Erst nach ihrem Tode würde es ihm möglich sein, sich um sich selbst zu kümmern. »Ich kann sie doch jetzt nicht allein lassen!«

Und schließlich ein letztes – und vielleicht doch auch erstes – Moment, das für mein Engagement in der Hospiz-Bewegung entscheidend ist:

Das Beispiel meiner Mutter und ihres Arzt-Bruders, die sechs Jahre lang die nach mehreren Schlaganfällen beidseitig gelähmte Großmutter pflegten. Diese stumme und gelähmte kleine Frau war der fröhliche Mittelpunkt unserer Großfamilie.

Aktive Euthanasie wird im Spiegel dieser Pflege in der »sorgenden Gemeinschaft« im höchsten Grade fragwürdig: »Sterben gehört zum Leben. Während dieser Zeit lernt mancher die wichtigste Lektion seines Lebens«, so Dr. Lamerton vom St. Joseph Hospice in London.

Die Bemühungen um ein Münchner Hospiz mit seinen ineinandergreifenden Einrichtungen der Hausbetreuung, der Tagesstätte und der stationären Abteilung sind Teil unserer Arbeit im Christophorus Hospiz Verein in München (zu den Grundsätzen und Zielen dieser Initiative s. im Anhang »Informationen zur Hospiz-Arbeit«).

Ich glaube, daß dieses Buch auf lebendige Weise vermitteln

kann, wozu die Hospiz-Bewegung uns alle auffordert: »Leben bis zuletzt!«

München, im Frühjahr 1989 Gustava Everding

Einleitung

An der Entstehung des vorliegenden Buches ist vieles unüblich – nicht nur, daß die Übersetzerin zur Feder greift, um dies zu beschreiben. Unüblich ist, daß ein Jesuitenpater eine Medizinerin zum Übersetzen überredet, dabei eine Problematik aufgreift, die in unserer Gesellschaft immer noch weitgehend tabuisiert ist, und dann noch einen Verlag findet, der dieses zunächst unattraktiv aussehende Werk veröffentlicht. All dies konnte nur geschehen, weil jeder einzelne der Beteiligten von der Hospiz-Idee fasziniert wurde und seinen Teil beitragen wollte, diese Art der Betreuung und Begleitung Sterbender bekanntzumachen.

Pater Reinhold Iblacker S. J. hatte bereits vor über zehn Jahren einen Film über das Hospiz St. Christopher in London gedreht, der damals eine lebhafte Diskussion über unseren Umgang mit Sterbenden auslöste. Nachdem ich in England als Medizinstudentin in einem Hospiz mitgearbeitet hatte und in München, ganz überzeugt von diesem Konzept, nach Gleichgesinnten suchte, lernte ich ihn 1982 kennen. Mein Zögern, eher fachfremd als Übersetzerin tätig zu werden, schwand, als Pater Iblacker mir das Buch von Sandol Stoddard »The Hospice Movement« zum Lesen gab. Hier wird in lebendiger Weise die Arbeit im Hospiz mit ihren Möglichkeiten, Schwierigkeiten und glücklichen Momenten geschildert und die geschichtliche Entwicklung bis hin zu der heute existierenden weltweiten Hospiz-Bewegung präzise nachvollzogen. Die Übersetzung entstand zum größten Teil in Montreal, wo ich fast ein Jahr lang im Palliative Care Service der McGill University, dem dortigen Hospiz, mitarbeiten durfte. Dies erleichterte es, die Weiterentwicklung der Hospiz-Bewegung zu berücksichtigen, die seit der Veröffentlichung des Buches stattgefunden hat.

Inzwischen existieren Hospize nicht nur in England, Kanada und den USA, sondern auch in Australien, Neuseeland, Polen,

Italien, Norwegen, Südafrika (als medizinische Einrichtung für Schwarze und Weiße); Interessentengruppen in Frankreich, Dänemark, Japan und der Schweiz bemühen sich, die Prinzipien des Hospizes St. Christopher in die Realität umzusetzen.

Auch in Deutschland beginnt die Hospiz-Bewegung Fuß zu fassen, wie zahlreiche Initiativen der letzten Jahre zeigen. Daß die Sorge um eine bessere Betreuung Sterbender im Gesundheitswesen ein größeres Gewicht erhält, ist angesichts dieser Ansätze wohl eine berechtigte Hoffnung; die Hospize zeigen einen humanen Weg der Sterbebegleitung auf, der den fatalistischen Ruf nach aktiver Euthanasie zum Verstummen bringen kann.

Sandol Stoddard schrieb dieses Buch vor dem Hintergrund des amerikanischen Gesundheitswesens, das sich in mancherlei Hinsicht von der deutschen Situation unterscheidet. So ist dort ein großer Teil der Bevölkerung nicht krankenversichert und deshalb oft nicht in der Lage, einen längeren Krankenhausaufenthalt zu bezahlen. Auch existiert kein Netz von Sozialstationen, die bei uns Sterbende zu Hause pflegen helfen. Sterbenden und deren Angehörigen bieten in Deutschland zahlreiche Beratungsstellen eine psychosoziale Betreuung an, eingerichtet von Krebszentren, kirchlichen Organisationen oder anderen Trägern, wie zum Beispiel der Deutschen Krebsgesellschaft. Wer die Hospiz-Idee auf deutsche Verhältnisse übertragen will, muß diese strukturellen Unterschiede berücksichtigen.

Benötigen auch wir Hospize? Wenden wir uns mit dieser Frage an diejenigen, die sich derzeit bei uns, oft ganz im Einklang mit den hier vorgestellten Prinzipien, um Sterbende bemühen: an die betroffenen Familien, die ambulanten Pflegedienste, an verantwortungsbewußte Geistliche und Ärzte, an das oft kritisierte, aber an vielen Orten sehr engagierte Pflegepersonal. Wer gerade in diesem Personenkreis das Hospiz-Konzept vorstellt, erhält eine klare Antwort: Wir haben bei weitem noch nicht die Möglichkeiten, uns intensiv genug um unsere Sterbenden zu kümmern. Neu an der Hospiz-Idee ist ja nicht die Sterbebegleitung an sich, sondern die Synthese aus den Erkenntnissen der modernen Medizin und einer umfassenden Betreuung des Sterbenden und seiner Familie, welche auch den psychischen, spirituellen und sozialen Bereich berücksichtigt. Hospiz-Arbeit zielt im weiteren Sinne darauf hin, das Bewußtsein unserer Gesellschaft zu beeinflussen. Das Sterben muß wieder Teil des Lebens werden. Dem Sterbenden, für den das Leben gerade dann besonders wertvoll wird, wenn sich dessen Ende abzeichnet, ermöglicht das Hospiz, es bis zuletzt nach eigenen Vorstellungen zu verwirklichen. Uns allen verhilft das Hospiz über die enttabuisierte Begegnung mit dem Tod zu einer bewußteren Lebensgestaltung.

Die im Hospiz so wichtige Teamarbeit hat bezeichnenderweise bereits die Entstehung dieser Übersetzung geprägt. Mein Dank geht also an alle Mithelfer: an Pater Iblacker S. J., den unermüdlichen Motor dieses Unterfangens, an Frau Cäcilia Huber, welche trotz schwerer Krankheit als freiwillige Helferin das Manuskript unentgeltlich getippt hat. Besonderer Dank geht an Prof. Dr. med. Wolfgang Schreml, der trotz seiner Arbeitsbelastung als Onkologe und Chefarzt in Günzburg die Neufassung des im Anhang abgedruckten Medikamententeils überprüfte, sowie an meinen Mann und an all die offiziellen und inoffiziellen Lektoren und Berater.

Wir freuen uns, wenn wir mit unserer Anstrengung die Hospiz-Idee ein Stückchen weitertragen konnten.

Tutzing, im Januar 1987 Dr. med. Elisabeth Albrecht

1. Offene Arme
Eine Einführung in die Hospiz-Bewegung

Hospiz... (eindeutschend für älteres Hospitium < lat. hospitium = Herberge): 1. bei einem Kloster befindliches Haus, in dem bes. Pilger übernachten können... *Duden, Deutsches Universalwörterbuch*

Aus einer Bittschrift der Londoner Bürger, gerichtet an König Heinrich VIII. (1538): ... Zum Dienst und Wohle für die armen, kranken, blinden, greisen und schwachen Menschen... auf daß sie untergebracht, umsorgt und gestärkt werden mögen... *Mary R. Clay*

Es ist drei Uhr morgens. In den meisten Häusern sind die Fernseher ausgeschaltet. Im modernsten Trakt der Universitätsklinik jedoch überwacht eine hochqualifizierte Krankenschwester Bildschirme, die eine ganz andere Funktion haben. Hier, auf der Intensivstation, spielen sich Dramen ab – oft über einen langen Zeitraum hinweg und schwer zu durchschauen. Alle Vorgänge im menschlichen Körper, die sich in Signale umwandeln lassen, werden ohne Unterbrechung akustisch, optisch, speicher- und abrufbar von einer Fülle ausgefeilter technischer Geräte registriert. Die Intensivstation ist ein Super-Computer, ein biochemischer Triumph, eine Multi-Media-Show. Und inmitten der Technik liegen in exakt parallel zueinander angeordneten Betten Patienten, die mit Drähten und Schläuchen an Apparate gekoppelt sind, peinlich genau überwacht wie Astronauten, aber abgeschnitten von jeder vertrauten Form menschlichen Kontaktes. Die Stille der Nacht könnte einen eigentlich dazu verleiten, über ihr Schicksal nachzudenken. Aber hier gibt es keine Stille, hier gibt es keine Nacht.

Wir bezeichnen unsere Krankenhäuser meistens als Kliniken und denken dabei an moderne Einrichtungen mit den neuesten Spezialgeräten. Der Begriff *Hospital* dagegen klingt etwas verstaubt; wer käme schon darauf, einen Ort der *Hospitalität*, der

Gastfreundschaft und der Zuneigung darunter zu verstehen? In unseren modernen Kliniken wird erst einmal alles, was uns als Individuum auszeichnet, neutralisiert. Unser Körper wird als aus soundso viel Kilo bestehend registriert, das Interesse gilt den Abläufen, die nicht mehr ganz funktionieren, oder neurochemischen Parametern, die aus der Reihe tanzen. Die Klinik beraubt uns unserer privaten Sphäre und all der kleinen Schwächen, die Leib und Seele so dringend brauchen, um Freude am Leben zu haben; die Klinik nimmt uns völlig in Beschlag. So wird unserer Persönlichkeit der Kampf angesagt, anstatt uns Zuneigung entgegenzubringen.

Hüten wir uns jedoch davor, so überheblich zu sein, die Heilkunst in diesen Kliniken nicht zu würdigen; schließlich wird auch unseren Leiden der Kampf angesagt. Wenn das Herz zu versagen droht, weil wir an einem heißen Tag schwere Taschen geschleppt haben, sind wir glücklich, wenn man im Krankenhaus mit allen verfügbaren technischen Tricks unseren Kreislauf wieder in Gang bringt. Natürlich nehmen wir dankbar diese Hilfe an. Aber hat nicht der Lobgesang auf die Fortschritte der Medizin uns so überheblich gemacht, daß wir glauben, wir könnten unseren Feind, den Tod, besiegen? Wir wollen diesen Kampf unbedingt gewinnen, weshalb wir diejenigen, die hoffnungslos und unheilbar krank sind, lieber nicht beachten, auch nicht diejenigen, welche aus eigener Überlegung heraus bereit sind zu sterben. Diese Personengruppen stören unser Bild von einer heilen Welt, so wie sie unserer Vorstellung nach sein sollte. Die Psychologie eines jeden Kampfes erfordert den Einsatz aller Mittel. Und weil wir unserem Feind, dem Tod, den Kampf angesagt haben, veranlassen wir, daß der schlaffe Körper eines Mannes oder einer Frau im Endstadium einer Krankheit an eine Maschine angeschlossen wird, die diesen Körper zum Atmen zwingt. Unsere Einstellung gegenüber dem Tod wirkt sich auch negativ auf unser Verhalten gegenüber Krankheit im weiteren Sinne aus, sie vergiftet den Umgang der Gesunden mit den Kranken.

Die nackte Wahrheit ist, daß Jahr für Jahr Millionen von Menschen sterben, unabhängig davon, ob die Medizin gute oder schlechte Arbeit leistet. Doch dies passiert, wie es Lewis

Thomas (1974) ausdrückt: »...eigentlich im Verborgenen. Wirklich bewußt werden uns nur die Verluste in unserer eigenen Familie oder in unserem Freundeskreis. Diese Verluste, die wir nicht im Zusammenhang sehen mit den anderen Millionen von Toten, betrachten wir als unnatürliche Ereignisse, Anomalien, ja sogar als Verbrechen. Von unserem eigenen Tod sprechen wir nur mit gesenkter Stimme; und wir sagen oft, es hat ihn erwischt, als ob Tod in unserer Umgebung nur ausnahmsweise durch Krankheit oder Kriminalität eintreten könnte und durchaus vermeidbar wäre.« Der Tod steht uns allen bevor, weil er zum natürlichen Verlauf des Lebens gehört. So also sieht das »Problem« des Todes nüchtern betrachtet aus – eine klare Sachlage, wenn sie nicht von Mythen und Phantasien verzerrt wird. Leider haben wir nicht nur die rationale Einstellung zum Tode verloren, sondern auch das Gefühl für die richtige, notwendige und positive Kontinuität vom Leben zum Tod. Viel zu lange huldigten wir der irrigen und unglückseligen Meinung, daß Leben und Tod getrennt voneinander existieren können. Es wurde völlig verkannt, wie wichtig die Tatsache des Sterbens für ein bewußtes Leben ist und welche Bedeutung das Leben im Moment des Todes gewinnt.

Die Öffentlichkeit beginnt endlich, auf diesen Irrtum aufmerksam zu werden; und dies ist der Ansatzpunkt für eine Wende zum Besseren. Pioniere auf diesem Gebiet, wie Dr. Cicely Saunders in England und Dr. Elisabeth Kübler-Ross in den USA, regten die Diskussion über Sterben und Tod an und halfen uns, die damit verbundenen Vorgänge besser zu verstehen. Die Zahl der Publikationen, die sich mit dem Sterbevorgang, mit Trauer und Verlust beschäftigen, stieg in den letzten Jahren sprunghaft. In den USA wurden in den Schulen und Universitäten diese Themenkreise, welche bis vor kurzem noch als tabu galten, in den Unterricht integriert, um jungen Menschen zu einem besseren Verständnis zu verhelfen. Filme wurden gedreht (ein gutes Beispiel ist Michael Roemers beeindruckender Dokumentarfilm »Dying«), welche diese Thematik vernünftig und respektvoll behandeln, statt sie zu verkitschen, was in der Vergangenheit nur allzuoft die Furcht maskiert hat. Eine bessere Kommunikation mit den Menschen, die im Sterben liegen, und die optimale Erfüllung ihrer besonderen Bedürfnisse sind Themen, die in der Öffentlichkeit ständig an Bedeutung gewinnen.

Wir beginnen zu verstehen, daß unser Feindbild falsch war. Nicht der Tod, sondern unsere mangelnde Bereitschaft, ihn als Realität in unser Bewußtsein aufzunehmen, ist der eigentliche Gegner. Es gibt eine Reihe von Gründen, warum wir in den letzten hundert Jahren dieses Thema so gut verdrängen konnten. In unserem Kulturkreis leben immer mehr Menschen wesentlich länger als in früheren Zeiten. Sterben findet heute kaum noch im Kreise der Familie statt. Die Sterbebett-Szene früherer Zeiten gibt es nicht mehr. Man bringt den Kranken statt dessen in eine der modernen medizinischen Hochburgen, wo bis zuletzt mehr Maschinen als Menschen seine Begleiter sind. Selbst Alten- und Pflegeheime versuchen im allgemeinen den Mythos aufrechtzuerhalten, daß niemand in diesen Einrichtungen stirbt; verstorbene Bewohner werden unauffällig zur Hintertür hinausgeschoben, damit das Haus nicht in Verruf gerät. Außerdem müssen wir gegen die heutige Verehrung von Jungsein und jugendlichem Lebensstil ankämpfen, denn unsere Gesellschaft hat verlernt – hoffentlich nur für eine kurze Zeit –, auf die Lebenserfahrungen der alten Menschen zu horchen. Und schließlich werden wir immer noch von der strengen puritanischen Doktrin beeinflußt, wonach der Verlust von Kraft und Selbstkontrolle zu verabscheuen ist. Diese Einstellung verbannte in der Vergangenheit Sex ins Unterbewußtsein beziehungsweise verwandelte ihn in Pornographie. Ab dem ausgehenden Mittelalter, sagt Philippe Ariès, ». . . war der Tod, genauso wie der sexuelle Akt, ein Vergehen, das den Menschen von seinem täglichen Leben, von einer rational orientierten Gesellschaft und seiner monotonen Arbeit entfernt und ihn statt dessen in die irrationale, heftige und wunderschöne Welt der Emotionen hineinstößt« (Ariès 1974).

Obschon der Tod auch schön sein kann – wir werden in späteren Kapiteln auf erstaunliche Beispiele zu sprechen kommen –, ist der Prozeß des Sterbens selbst zumeist sehr schwierig. »Sterben ist harte Arbeit«, sagt Dr. West vom Hospiz St. Christopher in London. Eine Frau bekommt plötzlich und unerwartet

Wehen und bringt in einem Taxi oder vielleicht in einem Wartesaal ihr Kind zur Welt; ein Mann schaut in die falsche Richtung und wird von einem Lastwagen überfahren; oder jemand fühlt sich am Morgen etwas abgeschlagen, will sich die Schuhe zubinden und bricht tot zusammen, noch bevor er damit fertig ist. Dies alles sind glücklicherweise oder unglücklicherweise Ausnahmen. Meistens jedoch ist das Sterben, wie eine Geburt, ein längerer Prozeß, der einer Unterstützung bedarf. Wir sind aufgefordert, mit Herz und Verstand dabeizusein, damit nicht nur die nötige praktische Hilfe gewährleistet ist, sondern der Sterbende auch als Individuum verstanden und geschätzt wird. Im Idealfall bildet sich in dieser Situation eine innige und aufrichtige menschliche Beziehung, die uns – wie jedes gemeinsam erlebte und durchgestandene Abenteuer – bereichert und glücklich macht.

Vor langer Zeit war all das durchaus bekannt, damals, als in ganz Europa die frühmittelalterlichen Hospize existierten. In England gab es rund 750 Hospize bei einer viel geringeren Bevölkerung als heute, in Paris allein 40, in Florenz 30. Die Hospize befanden sich innerhalb von Klöstern in entlegenen Gebieten und insbesondere an Alpenpässen und Flußübergängen entlang der Pilgerwege zum Heiligen Land, um den Pilgern an diesen besonders gefährlichen Stellen Schutz und Hilfe zu bieten. Im Selbstverständnis der damaligen Zeit galt Leben als Reise, als Wallfahrt, und Tod entsprechend als eines der damit verbundenen Wagnisse. Von einem heutigen Krankenhaus unterschied sich das damalige Hospiz in vielerlei Hinsicht: Es stand nicht nur den Kranken und Sterbenden offen, sondern genauso dem hungrigen Wanderer, der Frau in den Wehen, dem bedürftigen Armen, dem Waisenkind oder dem Leprakranken mit seiner Glocke. Die Grundidee oder der gemeinsame Nenner war, *Hospitalität* im ursprünglichen Sinn des Wortes zu gewähren, nämlich Schutz, Erfrischung, Fürsorge und Beistand, und nicht in erster Linie dem Anspruch eines Patienten auf Wiederherstellung gerecht zu werden.

Die Idee der Hospiz-Bewegung wurde von Dr. Saunders in London aufgegriffen. Bekannt war sie aber schon den Irischen Schwestern der Nächstenliebe in Dublin vor hundert Jahren, den Rittern des Weißen Kreuzes im 11. Jahrhundert und den Benediktinern, aber sie begann nicht erst mit dem Einsatz von Bernhardinern am St. Bernhardpaß. Das Hospiz-Konzept ist älter als das wunderschöne Hospiz von Turmarin in Syrien, gegründet 475 n. Chr., und älter als die weit bescheidenere Unterkunft, die noch früher von Fabiola, einer Schülerin des Heiligen Hieronymus, in Rom eingerichtet wurde, um Pilger, die aus Afrika zurückkehrten, zu pflegen. Pilger aus Afrika – vor fast 2000 Jahren! Die Menschen überwanden damals unglaubliche Entfernungen, wahrscheinlich mutiger und mit größerer Selbstverständlichkeit, als wir heutzutage glauben. Ein häufiger Grund für das mühsame Reisen in den damaligen Zeiten waren Wallfahrten, und mit der Zeit formte sich das Wort Peregrinus um zu Pilger und gewann die ihm heute eigene Bedeutung.

Es muß manchmal schon sehr lästig gewesen sein, wenn Peregrini (Fremde) vorbeikamen; per agrum, wie es auf Lateinisch heißt, über das Feld. Das Leben damals war ein dauernder Kampf. Stellen wir uns einmal ein abgeschiedenes Dorf vor, eingeschlossen von dichten Wäldern mit wilden Tieren. Wir hätten alle Hände voll damit zu tun, die Zäune in Ordnung zu halten, die Schafe zu scheren, etwas Gerste und Hafer anzubauen und Hühner und Ziegen am Leben zu erhalten. In dieser Situation kann man wirklich keine Fremden gebrauchen, die quer über die Äcker wandern und ausgerechnet dann müde und verschmutzt auftauchen, wenn die Suppe gerade fertig ist.

Oder vielleicht doch? Offen gesagt, das Leben wird hier manchmal etwas eintönig. Wenn man wüßte, daß dieser Fremde irgendwie nützlich sein könnte, dann würde man ihn gern hereinholen. Schließlich versucht man es einfach. Es gefällt ihm bei uns, und er bleibt; er erzählt von der Welt, aus der er kommt, oder hilft uns sogar, das eine oder andere Problem zu lösen. »Drei Tage Gast«, sagt eine alte angelsächsische Regel, und dann »agen hine«*. Die Angelsachsen drückten sich

* agen hine; wörtlich: again servant, wieder Knecht; nach angelsächsischem Recht war ein Besucher drei Tage lang Gast, dann mußte er mitarbeiten.

knapp und bündig aus. Plautus stellte es 205 v. Chr. etwas elaborierter, doch genauso eindeutig dar: »Nach drei Tagen beginnen Gast wie Fisch zu stinken.«

Die Menschen waren in früheren Jahrhunderten sicher nicht »besser« als in unseren Tagen. Doch wir beginnen erst jetzt langsam den Materialismus zu überwinden. Vielleicht war die Erkenntnis nötig, daß unsere Vorräte zur Neige gehen, damit wir endlich aufschrecken und darüber nachdenken, ob wir wirklich materiellen Gewinn als einziges Lebensziel ansehen sollen. Wir sind verunsichert und führen endlose Diskussionen über so grundlegende Fragen wie unser Recht, am Leben zu sein und den Planeten um den Preis seiner Plünderung zu bevölkern. Gerade in unserer Zeit wirkt es deshalb herzerfrischend und hilft uns, unsere Humanität wiederzuentdecken, wenn wir die Regeln für die Sorge um kranke Pilger lesen, welche die Johanniter in Jerusalem im 12. Jahrhundert n. Chr. aufstellten:

»Wie unsere Herren, die Kranken, empfangen und bedient werden sollen:

Wenn ein Kranker kommt..., möge er zu Bett getragen werden und dort..., bevor die Brüder zum Essen gehen, täglich aus Wohltätigkeit mit Speise und Trank entsprechend den Möglichkeiten des Hauses versorgt werden. Die Betten der Kranken sollen so lang und so breit bemessen sein, wie es eine angenehme Ruhe erfordert, und jedes Bett soll mit einer eigenen Zudecke versehen sein..., und jedes Bett soll eigene Bezüge besitzen...

Für die Säuglinge, welche von Pilgerinnen in dem Hause zur Welt gebracht werden, sollen kleine Wiegen gebaut werden...

Die Leiter des Hauses sollen den Kranken mit frohem Herzen dienen, und sie sollen ihre Pflicht ihnen gegenüber erfüllen und ihnen ohne Murren oder Klagen zu Diensten sein...

Damit sie Tag und Nacht geschützt und bewacht seien, sollen ihnen überdies neun Diener zur Verfügung gestellt werden,

Drei Tage galten traditionsgemäß als Zeitspanne der Gastfreundschaft, danach änderte sich die Beziehung zwischen Gast und Gastgeber.

welche sanft ihre Füße waschen und ihr Bettzeug wechseln sollen...« (Hume 1940).

Wenn man das Hospiz (oder hospitium, Hôtel-Dieu, Hospital: diese Konzepte waren jahrhundertelang identisch) im Spiegel der Geschichte betrachtet, spürt man immer wieder, daß das ganze Leben als Reise, als kurzzeitiger Aufenthalt in der Fremde, als Pilgerfahrt betrachtet wurde, in Richtung auf einen ersehnten Zustand der Ruhe und Glückseligkeit. Es ist kein Zufall, daß in der Zeit, in der materielle Werte in Frage gestellt und spirituelle Themen wieder aufgegriffen werden, das Hospiz erneut in Erscheinung tritt, wenn auch in etwas veränderter Form: Heutzutage stehen ganz andere Hilfsmittel aufgrund der Fortschritte in Psychologie, Medizin und Pharmakologie zur Verfügung, und das moderne Hospiz konzentriert sich ganz auf Menschen, die den Tod vor Augen haben, und hilft den Verwandten und Freunden. Wenn sie alleinstehend sind, wird die Hospiz-Gemeinschaft zu ihrer Familie.

In England existieren bereits mehr als 40 dieser Hospize. Eine größere, rapide wachsende Anzahl von Teams und Einrichtungen, die sich diesem Konzept verschreiben, bildet sich in den verschiedensten Ländern, besonders in Nordeuropa und in den Vereinigten Staaten. Immer noch orientieren sich selbst die besten und fortschrittlichsten am Hospiz St. Christopher in London. Dr. Cicely Saunders, die Gründerin und Leiterin von St. Christopher, beschreibt das Hospiz folgendermaßen: »Dies ist tatsächlich ein Ort der Begegnung. Körper und Seele, Geschehen und Geschehenlassen, Geben und Empfangen, alles muß zusammen gesehen werden... Die Sterbenden brauchen die Unterstützung und die Geborgenheit der Gemeinschaft... die Gemeinschaft braucht die Sterbenden als Anstoß, um über grundlegende Fragen nachzudenken und das Zuhören zu lernen... Wir stehen in der Schuld derer, von denen wir so wichtige Dinge lernen können wie warmherzig zu sein und anderen unsere volle Aufmerksamkeit und unseren ehrlichen Respekt entgegenzubringen« (Saunders 1961).

Das moderne Hospiz: ein Ort der Begegnung, eine Wegstation, ein Ort des Durchgangs, der Ankunft und Abreise – aber so ganz anders als ein Flughafen, ein Hotel-Foyer oder gar ein

Krankenhaus. Wie wir in den folgenden Kapiteln sehen werden, besteht der Unterschied darin, daß eine andere Lebensqualität angestrebt und geschaffen wird. In Hospizen werden die Kranken nicht an Maschinen angeschlossen, nicht mit Schläuchen und Infusionsnadeln geplagt und nicht durch Medikamente manipuliert, die die Sinne benebeln, ohne den Schmerz zu nehmen. Statt dessen werden ihnen ihre Beschwerden durch Methoden genommen, die zum Teil hochentwickelt sind, oft jedoch erstaunlich einfach und einleuchtend sein können; und es wird ihnen dazu verholfen, ein bewußtes Leben in einer Atmosphäre voller Güte und Zuneigung zu führen, bis der Zeitpunkt ihres natürlichen Todes gekommen ist. Hinter der Hospiz-Bewegung steht eine Auffassung von Sinn und Wert menschlichen Lebens und von der Bedeutung des Todes, die sich grundlegend unterscheidet von dem, was die Mehrzahl der Menschen darüber denkt. Es ist sicher lohnend und wichtig, den Gründen für diesen Unterschied nachzugehen.

2. Da sind wir ganz andere Leute Das griechische Hospiz Epidauros und andere Beispiele

Im 16. Jahrhundert galten in Spanien die Kranken als kostbares Gut der ganzen Gemeinde... Die unheilbar Kranken erfreuten sich der Liebe des Volkes und der königlichen Huld, da der Himmel ihnen offenstand. *Dieter Jetter, in: Thompson/Goldin*

Er ist tot, und ich lebe noch, dachte oder fühlte ein jeder... Das hat Iwan Iljitsch dumm gemacht; da sind wir ganz andere Leute.
Leo N. Tolstoj

Werfen Sie mich auch hinaus, wenn es mir nicht bald besser geht?
Ein Patient zu Dr. Saunders bei seiner Ankunft in einem Londoner Hospiz

Ein Abriß der Geschichte der Medizin in der westlichen Welt würde den Rahmen dieses Buches sprengen. Damit wir aber verstehen können, was ein Hospiz ist und was nicht, erscheint es nötig, Vergleiche anzustellen und Beispiele anzuführen. Machen wir in Gedanken eine Reise nach Epidauros in Griechenland. In dem Heiligtum des Äskulap suchten im Altertum die Kranken Heilung durch die Orakel des Gottes und durch ärztliche Behandlung.

Epidauros war kein Hospiz. Eher ähnelte es in vielerlei Hinsicht unseren riesigen modernen Kliniken, obwohl es sich natürlich deutlich von diesen unterschied. Moderne diagnostische Techniken gab es nicht, und eine große Anzahl nützlicher Heilmethoden mußte erst noch entdeckt werden. Dennoch war Epidauros eindeutig eine Stätte der Heilung mit einer starken Mystik und einem eigenen System. Neben dem Amphitheater standen wunderschöne Tempel, ausgestattet mit den edelsten Kunstwerken der damaligen Zeit und mit Statuen aus Elfenbein und Gold versehen. Hier gab es erstklassige Einrichtungen für verschiedene Sportarten und hygienisch völlig einwandfreie sanitäre Anlagen, Behandlungsräume und Bäder von einer Eleganz, die man heutzutage nur in einem berühmten Kurort erwarten würde. Man praktizierte die beste zeitgenössische Medizin, was eine Anzahl von Verfahren wie Hypnose oder Verhaltenstherapie einschloß, welche erst in jüngster Zeit von fortschrittlichen Kliniken wiederentdeckt wurden (s. auch Reisman 1935; Risley 1961).

Drehen wir die Zeit um 2500 Jahre zurück – in der Geschichte des Universums ist das nur ein Augenblick. Nehmen wir an, ich habe irgendein Leiden, das sich nicht durch einen Tag Bettruhe mit einer Wärmflasche und einem guten Kräutertee bessern läßt. So begebe ich mich nach Epidauros, um geheilt zu werden. Ich bin, sagen wir, ein Soldat im Ruhestand oder eine Kurtisane, die in Ungnade gefallen ist. Ich habe unerträgliche Kreuzschmerzen, und in Epidauros angekommen, befinde ich mich in einem schlimmen Zustand. Gleich nach meiner Ankunft werde ich gebadet, erst in Schlamm, anschließend in Dampf und zum Schluß in frischem Wasser, anfangs sehr heiß, dann lauwarm, dann kalt. Nun werde ich behutsam mit duftenden Ölen eingerieben und massiert. Der behandelnde Arzt begrüßt mich und verordnet mir ein sorgfältig überlegtes Programm mit körperlichen Übungen. Besonderer Wert wird auf lange, ruhige Wanderungen in der wunderschönen Umgebung gelegt. Ein Gefühl von Wohlbehagen und Ruhe stellt sich fast sofort bei mir ein und durchdringt alle meine Muskeln und Nerven.

Als nächstes werde ich nach meinen Eßgewohnheiten gefragt und, o weh!, auf Diät gesetzt. Nichts anderes als heiße Milch und Honig, Fruchtsäfte und Wasser gibt es für diejenigen unter uns, welche vorher ihren Eßgelüsten allzu übermäßig nachgegeben haben. Andere dürfen auch frisches Gemüse und Käse essen, dazu Brot, Oliven, Nüsse und andere gesunde Kost. Zur weiteren Unterstützung unserer Heilung werden wir gebeten, regelmäßig ins Theater zu gehen, um dort die lustigsten Komödien und schrecklichsten Tragödien unserer Tage mitzuerleben. Dadurch erfahren wir eine Katharsis (Läuterung) der Emotionen, welche bisher unsere Körper angespannt, starr und in Abwehr gehalten haben. Wir lachen, schluchzen, jammern und schreien. Wir hören stundenlang wunderbare Musik und weiden unsere Augen an der Umgebung, an der Schönheit der Landschaft, der Kunst, den Skulpturen und der Architektur. So beginnt der Heilungsprozeß.

Aber das Beste kommt erst noch; denn die großartigste Heilkraft in Epidauros geht von einem langen Marmorsäulengang aus, der dem Tempel des Äskulap gegenübersteht und Abaton genannt wird. In der offenen Vorhalle des Abaton liegen wir, werden besucht von Mond und Wind, von Vögeln und Sternenlicht; wir sollen uns nicht nur ausruhen und schlafen, sondern vor allen Dingen träumen. Genauso wie in den ältesten ägyptischen Heiltempeln und wie in der Praxis eines Psychoanalytikers heutzutage werden unsere Träume als Botschaften interpretiert, als Möglichkeit, unsere Diagnose und unsere Gesundung zu vervollständigen. Nicht Mitteilungen aus dem Unterbewußtsein wurden sie damals genannt, sondern Botschaften der Götter. Diese Formulierung ließ weniger Zweifel darüber aufkommen, ob sie anerkannt werden sollten oder nicht.

Unzweifelhaft war die Heilungsrate an einem Ort wie Epidauros spektakulär. Die Kreuzschmerzen des alten Soldaten legten sich, soweit es eben möglich ist, solche Beschwerden auch ohne Bandscheibenoperation zu heilen. Das Magengeschwür des Geschäftsmannes, die Migräne des nervösen Politikers und die Verdauungsstörungen des Lebemannes verschwanden nach einer gewissen Zeit, genauso wie die psychosomatischen Beschwerden und Lähmungen der Ängstlichen, die vagen Gelenkbeschwerden der Einsamen und Verlassenen und die Hautausschläge der Ungepflegten. Epidauros war ein grandioses medizinisches Unternehmen, und jeder, der sich einer solchen Umgebung und einem so gut durchdachten und vernünftigen Programm anvertraute, würde mit Sicherheit eine Besserung spüren; vorausgesetzt, er wäre nicht hoffnungslos oder unheilbar krank. Das war eine der Spielregeln in Epidauros. Hoffnungslos kranke Leute wurden nicht aufgenommen, sie waren nicht erwünscht; die Kranken sollten woanders sterben. Die Griechen waren in dieser Beziehung ungemein hartherzig. Andererseits stand aber auch die Reputation von Epidauros als Stätte der Heilung auf dem Spiel. Wahrscheinlich kann jeder Leiter einer medizinischen Einrichtung heutzutage dieses Problem nachfühlen. Außerdem wurde Epidauros von den Spenden dankbarer und geheilter Patienten finanziert, so daß nur die Wohlhabenden sich einen Aufenthalt dort leisten konnten. Weshalb man sich fragen muß, ob diese kultivierten Menschen nicht etwas vermißten. Zugegebenermaßen boten Epidauros und ähnliche Heilstätten in der alten Welt gegen viele Leiden der Menschheit bessere Heilmittel an, als man sie in einem durchschnittlichen Krankenhaus heutzutage findet. Außerdem wurden damals psychische und physische Leiden als untrennbare Einheit betrachtet, so wie das heute die sogenannte ganzheitliche Medizin sieht. Das war ganz gewiß ein ausgezeichnetes Konzept. Trotzdem war die Sicht vom Wert des menschlichen Lebens ziemlich eingeschränkt, denn es fehlte eine Dimension, weil die beteiligten Personen letztendlich nur als Pappfiguren angesehen wurden. Der durchschnittliche Grieche damals war kein Sokrates, sondern glaubte, daß er und seine Mitmenschen von einer mutwilligen Gesellschaft von Göttern gelenkt würden, die sie wie Marionetten an ihren Fäden tanzen ließen und alles von ihrer Galerie auf dem Olymp herab beobachteten. Gefiel es den Göttern nicht mehr, so wurden die menschlichen Spielzeuge einfach weggeworfen. In einem solchen System kann sich eine aristokratische Oberschicht ohne weiteres eine materielle Grundlage schaffen und erhalten auf Kosten der für sie arbeitenden Sklaven.

Somit ist Epidauros zwar ein Beispiel für eine Heilstätte, nicht aber für ein Hospiz in dem von uns gemeinten Sinn.

Hospitäler im modernen Sinn gab es ein paar Jahrhunderte später unter römischer Herrschaft. Interessanterweise wurden sie für drei verschiedene Personengruppen errichtet, die dem römischen Reich besonders nützlich waren und deren Leben man deshalb erhalten wollte: Krieger, Gladiatoren und Sklaven. In einem mächtigen und deshalb Angriffen ausgesetzten Militärstaat war der Soldat verständlicherweise eine wichtige Person. Gladiatoren hatten, wie die heutigen Rock-Stars oder Profi-Fußballspieler, eine große Popularität, und Sklaven waren selbst in jenen Tagen recht teuer. Die Römer waren hervorragende Baumeister und gleichzeitig Rationalisierungsspezialisten. Noch heute, zwei Jahrtausende später, spiegeln die Krankenhäuser in der westlichen Welt die Methode der Römer wider, wie sie ihre Verwundeten unterbrachten und ihre Versorgung organisierten.

Die römischen Ärzte besaßen zwar außergewöhnliche Fertigkeiten, aber es fällt schwer, sonst noch etwas Positives an dieser Einrichtung zu entdecken. Kein Patient konnte über seine gegenwärtige Situation oder seine eigene Zukunft entscheiden; er war lediglich ein defektes Werkzeug im Kampf der Gesellschaft gegen das Chaos und mußte nun zum Wohle des Staates wieder geheilt werden. Kaum war der Sklave »repariert«, nahm er seine Funktion als Schaffenskraft wieder auf. Der Soldat wurde erneut auf das Schlachtfeld geschickt, sobald er dazu fähig war, und der Gladiator ging mit den frisch verheilten Wunden abermals in die Arena, auf daß die lärmenden Massen ihr Vergnügen hatten. Wer kommt schon in einem solchen Hospital auf die Idee, einmal innezuhalten und zu überlegen, daß man hier einen Menschen vor sich hat, der lebt, stirbt, fühlt, leidet? Wie kann eine gesunde Person an einem solchen Ort begreifen, daß der Kranke, um den man sich hier »sorgt«, ein Mensch mit Herz, Verstand und Seele ist?

Lassen wir diese Frage im Moment beiseite und kehren wir in die Gegenwart zurück. Unser heutiges Gesundheitswesen vermag Großartiges zu leisten, fast Wunder zu vollbringen. So gern wir die heroischen Taten unserer Ärzte in Anspruch nehmen und sie anerkennen, wenn es darum geht zu heilen, solange Heilung möglich ist, und so sehr wir die diagnostischen Möglichkeiten der modernen medizinischen Technologie bewundern: in manchen Situationen kann der Einsatz dieser Mittel unvertretbar, ja unerträglich werden. Wenn der Körper des Patienten zum Objekt degradiert wird, zum allgemeinen Gebrauchsartikel und lediglich zur Schachfigur in unserem irrationalen Kampf gegen den Tod, dann ist es Zeit, solchen Therapien Einhalt zu gebieten. Diese zunehmend ins Bewußtsein dringende Problematik hat dazu geführt, daß auf politischer und privater Ebene, vor Gerichten und an Universitäten Themen wie freie Willensentscheidung, Euthanasie und Suizid immer heftiger diskutiert werden. Was jedoch kaum bekannt ist, ist die Tatsache, daß wir bereits ein besseres Modell zur Pflege der unheilbar Kranken besitzen, als es jemals in der klassischen Antike oder in den herkömmlichen medizinischen Einrichtungen unserer Tage zu finden war. Die Vorläufer dieser Alternative zur hochtechnisierten Medizin lassen sich wiederum fast 2000 Jahre in der Geschichte zurückverfolgen. Während die Römer immer noch ihre Diener zusammenflickten, wurde ganz im stillen und verborgenen das erste moderne Hospiz geboren.

Wo und wann das geschah, ist nicht mehr genau festzustellen. Ruinen alter Klöster geben uns Hinweise; andere Spuren wurden in Mauerresten in der Nähe von alten Stadtmauern gefunden. Hin und wieder fällt uns zufällig ein Ausschnitt aus einem alten Schriftstück in die Hände, meist in Lateinisch, Spanisch oder Französisch, in dem von den Regeln der Einrichtung XY berichtet oder aufgelistet wird, wieviel an Medizin, Brotlaiben und Krügen voller Wein in den letzten zwölf Monaten an die Kranken verteilt wurde. Die Ritter des Johanniterordens führten exakt Buch über die Organisation, welche schließlich die gesamte zivilisierte Welt mit einem Netzwerk an Hospizen überzog; doch ihre Blütezeit kam erst mit den Kreuzzügen.

Davor ist von Fabiola zu berichten, einer wohlhabenden Bürgerin im Rom des 4. Jahrhunderts n. Chr., die trotz der Verfolgung aller Christen durch Kaiser Julian diese neue Religion angenommen hatte und ein Refugium für Pilger eröffnete. Wenn sie erschöpft waren, gab sie ihnen Nahrung und Unterkunft, bevor sie wieder weiterziehen mußten. Die Kranken pflegte sie, und wenn sie unheilbar krank waren, dann sorgte sie liebevoll für sie, bis sie starben.

Jede Religion hat ihre Heiligen, und in jeder Kultur auf der Welt gab und gibt es Menschen, welche in ihren Mitmenschen etwas Göttliches oder etwas grundlegend Wertvolles erkennen. Es wäre töricht, behaupten zu wollen, daß erst die Christen die Nächstenliebe erfunden hätten oder daß sie allein eine transzendentale Dimension des Lebens bezeugen würden. Aber unbestreitbar stellt der Zeitpunkt, von dem ab das Christentum an Macht gewann, einen Wendepunkt in den moralischen Ansichten dar. Seit dieser Zeit konnte ein zivilisiertes Volk der westlichen Welt die Bedürfnisse seiner hilflosen und leidenden Mitmenschen nicht mehr einfach übergehen. Die größte humanistische Bewegung in der Geschichte der Menschheit begann sich auszubreiten, und mit ihr entwickelte sich ein geschärftes menschliches Gewissen, das bis heute unser Denken beeinflußt.

»Es war so seltsam«, erzählte eine Patientin, die vor kurzem von einem Allgemeinkrankenhaus an ein Londoner Hospiz überwiesen wurde, »im Krankenhaus hatte ich das Gefühl, daß mich keiner anschauen wollte.« Sie hatte Krebs und war dem Tod nahe, und ihre Gegenwart an einem Ort, wo nur erfolgreiche Heilung akzeptiert wurde, bedeutete Mißerfolg und damit die Angst vor dem eigenen, unvermeidbaren Tod. Ihren Anblick zu ertragen, hätte genaugenommen bedeutet, sie als Person wahrzunehmen.

»Das Hospiz lehrt eine neue Geisteshaltung«, sagt der Arzt Leonard M. Liegner, »welche Sterben und Tod wahrnimmt und bewußt als Teil des Geborenseins und des Kampfes um das Dasein akzeptiert« (1975). Wenn der sterbende Patient in erster Linie als Individuum betrachtet wird, das einen wichtigen Teil seines Lebenslaufes vollbringt, dann können sich die betreuenden Personen darauf konzentrieren, das zu geben, was in dieser Situation wirklich benötigt wird. Sie können die störende, sinnlos angewandte Technik beiseite lassen und statt dessen dem physischen und psychischen Schmerz ein Ende setzen. Statt medizinischer Wiederbelebung können sie einen gastlichen Ort anbieten, an dem das persönliche und spirituelle Wachsen des einzelnen während des Sterbeprozesses weitergehen kann.

In der mittelalterlichen christlichen Welt gründete sich die Hospitalität gegenüber Schwerkranken und Sterbenden auf die wörtliche Interpretation des Bibeltextes: »Was ihr dem geringsten meiner Brüder tut, das habt ihr mir getan.« Die Namen vieler Hospize in England heutzutage zeigen, daß auch sie auf der Forderung des Neuen Testamentes basieren: St. Joseph, St. Christopher, St. Ann, St. Margaret, St. Luke. Trotzdem stehen die Türen dieser Hospize Menschen jeden Glaubens und jeder Überzeugung offen, und kein echtes Hospiz wird einen Atheisten oder Agnostiker abweisen.

Es war übrigens ein jüdischer Patient, der Cicely Saunders die ersten 500 Pfund zur Gründung von St. Christopher spendete mit den Worten: »Ich will ein Fenster sein in Ihrem Heim.« Durch die Pflege von Dr. Saunders, einer überzeugten Christin, erlebte dieser junge Mann, der den Gettos des Hitler-Regimes entkommen war, eine Wiedergeburt seines jüdischen Glaubens. Und das entspricht genau dem Konzept, das im Hospiz verfolgt wird; dies ist echte Fürsorge – echte Hospitalität.

3. Falls Fremde den Weg nicht finden Rhodos und die Johanniter

Da klopft die Wahrheit an die Tür, und man sagt ihr: »Geh, ich warte auf die Wahrheit...«

R. M. Pirsig

Also stiftete König Stephan das Gut Steyton upon Blakhommer in Yorkshire, »... um arme Gäste und Pilger dort zu empfangen und zu bewirten und um das Signalhorn täglich bei Einbruch der Dunkelheit blasen zu lassen, falls Pilger und Fremde den Weg nicht finden.«

Mary R. Clay

Der Heilende muß sich ständig darum bemühen, eine Atmosphäre zu schaffen, in der Heilender und Leidender sich als Weggefährten, die dieselbe brüchige menschliche Existenz teilen, die Hände reichen können.

Henri J. M. Nouwen

Im Morgengrauen läuft der riesige Luxusdampfer im Hafen von Rhodos ein. Von den heutigen Touristik-Unternehmen werden Pauschalreisen zu den sieben oder acht Inseln in der Ägäis in acht Tagen oder zehn Tagen angeboten – so genau weiß es unser Reisender, den wir für eine Weile begleiten wollen, nicht mehr. Die Kamera und seinen Reiseführer fest an sich gepreßt, schiebt er sich zentimeterweise in der Masse vor, die vom Schiff geht. Als er an einem Spiegel vorbeikommt, erkennt er sich im Moment nicht, schaut nochmals hinein und zieht dann einen Kamm hervor, mit dem er sein dünner werdendes Haar ordnet, während er sich Gedanken macht, was er gegen den Sonnenbrand auf seiner Nase unternehmen könnte und wieviel Trinkgeld er dem Steward am Ende der Reise zustecken soll.

Zehn Minuten später stehen er, seine Frau und seine Kinder am Dock. Ein braungebrannter, halbnackter Mann mit gelbem Turban zerschlägt einen kleinen Tintenfisch mit rhythmischen Bewegungen auf einem abgenutzten Steinblock: Lokalkolorit.

Ältere Männer hocken am Boden und flicken gelbe Netze, ohne die Neuankömmlinge zu beachten: Eingeborene. Automatisch bleibt er stehen, um sie zu photographieren.

Der Reisende blickt hinauf zur Stadt Rhodos. Er sieht gewaltige mittelalterliche Mauern, Zinnen, Türme, Banner, Tore und über den Mauern die Wipfel von Zedern und Palmen und die zierlichen Minarette der Moscheen. Er ist nun inmitten eines Bazars mit all den seltsamen, aromatischen Gerüchen und Marktschreiern; doch wie er zu den Zinnen hochschaut, rührt sich in ihm etwas anderes, wie ein Traum aus längst vergangenen Zeiten. Ihn fröstelt, obwohl er in der prallen Morgensonne steht.

Zögernd entfernt sich der Reisende etwas von seiner Familie, um durch ein Tor in eine Straße hineinzuschauen, eine mit groben Steinen gepflasterte Gasse, die sich nach oben windet. Wahrscheinlich werden ihn die Füße schmerzen, wenn er hinaufgeht; er hat nicht die richtigen Schuhe dafür an. »Wohin gehst du denn?« fragen die anderen. »Ich weiß nicht so recht«, antwortet er bescheiden – ein Pilger unserer Tage ohne Ziel. »Es zieht mich da hinauf. Wir sehen uns später wieder, auf dem Schiff, ja? Ich möchte mich ein wenig umschauen.« Mit diesen Worten, einer unbestimmten Handbewegung und einem entschuldigenden Lächeln stopft er den Reiseführer in seine Tasche und macht sich alleine davon, die Straße der Ritter hinauf, der Vergangenheit entgegen. Die Häuser werfen noch lange Schatten, und die enge Straße ist vergleichsweise ruhig und kühl. An den Eingängen der Häuser hängen kunstvoll verzierte Wappenschilder der Johanniter-Orden verschiedener Nationalitäten; hinter schmiedeeisernen Gittern entdeckt er Innenhöfe, voll mit blühenden Oleanderbüschen, Orangenbäumen und Geranien; er sieht Brunnen und hört Wasser plätschern. Nach einem langen Anstieg kommt er endlich zur Castella; aber vor ihm liegt keine mysteriöse Burg, die einen verzaubert, wie er es sich ganz romantisch vorgestellt hatte. Es ist eine brutale Festung, in der anderes vorherrscht: Reichtum, Intelligenz und eine gewaltige Konzentration militärischer Macht. Die Räume erscheinen ihm riesig, und seine Schritte hallen wider; ausgestattet sind sie mit schweren geschnitzten und vergoldeten Möbeln, Teppichen, Urnen, Mosaiken. Er fühlt sich ausgesprochen unwohl hier; er weiß, daß es sich um Kunst handelt, ist sich aber nicht sicher, ob es die Art von Kunst ist, die ihm gefällt.

Der Johanniter-Orden wurde, wie ein Wärter der Castella erzählt, in Jerusalem im 11. Jahrhundert gegründet, als der Kalif von Ägypten einigen Kaufleuten aus Amalfi die Erlaubnis erteilte, eine Herberge für kranke und schwache Pilger zu errichten. Diese ursprüngliche Einrichtung unterstand einem Bruder Gerard, und seine Mitbrüder nannten sich die »Armen Brüder des Hospitals St. Johannes«. Danach kamen die Hospitaliter oder Johanniter, durch vorrückende Sarazenen gezwungen, nach Tyrus, dann nach Akkon und schließlich auf die Insel Zypern. Auf Zypern entwickelte sich der Orden zu einer Seemacht, die Galeeren für Pilger ins Heilige Land bereitstellte, um sie vor Piraten zu schützen. Unterstützung erhielten die Johanniter von wohlhabenden Adligen aus Europa, und Jahr für Jahr wuchs ihre Macht. Der Ritterorden wurde zum erstenmal in einer päpstlichen Bulle im Jahr 1113 anerkannt. Die Ritter, welche ihm während der Kreuzzüge angehörten, leisteten ihren Eid, wie damals üblich, auf Armut, Keuschheit und Gehorsam.

Der Wärter erzählt weiter, erwähnt die Schlacht von Rhodos, das schließlich 1316 von den Johannitern erobert wurde, und wie sie es zwei Jahrhunderte lang, stark befestigt, gegen den Ansturm der Moslems verteidigten. In dieser Zeit entstand dann auch eine der großartigsten und einmaligen Einrichtungen zur Pflege von Kranken und Verwundeten.

Während der Reisende mittleren Alters über die ihn beunruhigende Frage der Keuschheit sinniert, wird er gebeten, sich einen massiven Tisch in einem der oberen Räume genauer anzusehen. Er wirft einen Blick unter die Tischplatte und entdeckt, daß die Tischbeine weiter oben in Form von prallen Frauenbrüsten geschnitzt sind, so daß jene frommen Ritter bei Besprechungen ihre Knie dagegen drücken konnten. Das alles ist schon sehr, sehr eigenartig, denkt er sich. Kämpfen und Frommsein, Juwelen und Armut, Kanonenkugeln und pralle Busen. Er schaut sich um. Was kommt als nächstes?

Ein oder zwei Stunden später ist er sogar noch verwirrter. Er ist mit dem Eindruck, daß sich hier jahrhundertelang nichts geändert hat, durch die alte Stadt geschlendert: Straßen, an manchen Stellen nicht breiter, als er selbst groß ist; Häuser, verrammelt gegen die Hitze und die vielen Menschen, die die Gassen füllen, dann weit geöffnete Geschäfte; gleich daneben wird Fleisch gegrillt; Sandalen, Gürtel, Schmuck, Taschen, Hemden werden angefertigt. Alte, zahnlose Männer, ein Grinsen im Gesicht, bieten Gemüse feil, spucken hin und wieder auf den Boden. Frauen, Kinder, Krüppel verkaufen Obst, Backwaren und Süßigkeiten. Ein Mann mit einem Arm. Wuchernde Blumen überall, Geruch von Räucherstäbchen und Ingwer, Knoblauch und Staub. Wäsche – rot, gelb oder senffarben – hängt über den Straßen. Ein zerschlissenes Paar blaßblauer Unterhemden sieht aus wie eine Flagge, und darunter im Hauseingang steht ein nackter Lausebengel und lutscht an einem Stück Gurke. Schwitzende Frauen rufen sich Worte in einer Sprache zu, die der Reisende nicht einmal ansatzweise versteht; der saure Geruch von frischgebackenem Brot liegt in der Luft, und die dunklen, aufmerksamen Augen der Frauen beobachten ihn. Die Intimität der Szene beeindruckt ihn: die bunte Vielfalt des Lebens, das sich vor aller Augen abspielt, als ob er die ganze Zeit in den Gängen eines einzigen Hauses herumgegangen wäre, in dem alle in einer brodelnden Masse von Widersprüchen und entgegengesetzten Absichten zusammenleben würden, ohne etwas dagegen einzuwenden – ja, das war der springende Punkt: ohne irgend etwas dagegen einzuwenden. Das ist Leben, denkt er. Jeder hier lebt. Ich bin nur ein Schatten.

Mit wunden Füßen, über die Maßen müde und einsamer als je zuvor findet sich unser Reisender zuletzt vor einem Gebäude wieder, das ein Palast oder ein Kunstmuseum zu sein scheint. Er schlägt in seinem Buch nach. Nein, dies war das berühmte Hospiz. Er geht hinein. Der Lärm des Marktplatzes bleibt hinter ihm. Das Licht fällt in einer ganz besonderen Weise in den Innenhof, so daß alles in plötzlicher Stille zu verharren scheint. Die aufstrebenden Gewölbe des Krankenhauses erzählen von alten Zeiten, von einer alten Ordnung, gefüllt mit Glück und

Frieden. Dies ist absolute Schönheit, denkt er, ich vergesse immer wieder, was das heißt, bis ich es wieder einmal sehe. Er steigt langsam ein paar Stufen hinauf, setzt sich neben eine Schale mit frischer Minze und liest.

Hier in der großen Halle wurden »unsere Herren, die Kranken«, empfangen. Sie wurden behutsam gewaschen und in ihre Betten gelegt, jedes Bett mit einem eigenen Vorhang: Dort wurden sie von den adligen Rittern eigenhändig bedient, welche ihnen in silbernen Schüsseln nur die besten Speisen und Getränke reichten, so wie es sich ein Prinz wünschen würde. Ein erfahrener Arzt besuchte sie täglich, diagnostizierte ihre Gebrechen und verschrieb Heilmittel. Der Direktor des Krankenhauses hatte die Aufgabe, zweimal täglich mit jedem einzelnen Patienten zu reden, ihn zu trösten und zu ermutigen. Nach der Abendmesse bat der Priester »unsere Herren Kranken«, in das große Gebet miteinzustimmen, welches in Akkon im 12. Jahrhundert entstanden war und worin die Kranken spezielle Fürbitten für die restliche Welt an Gott richteten, weil ihnen gerade jetzt der Himmel offenstand: »Meine Herren Kranken, betet um den Frieden des Himmels, daß Gott ihn auf Erden verwirklichen möge; betet für die Könige und Kardinäle, für die Bischöfe und die Soldaten – betet für den Papst und betet für alle armen und müden Pilger, die ihren Weg zu Wasser oder zu Lande verloren haben; und betet für uns, die wir Euch hier dienen, daß wir alle zur rechten Zeit die letzte Ruhe finden mögen« (Hume 1940).

Das ganze Personal, liest der Reisende, stand unter dem Gelübde der persönlichen Armut, selbst Geschenke von dankbaren Patienten durften nicht angenommen werden. Die Ritter und Diener aßen in ihrem eigenen Quartier weit einfachere Mahlzeiten; wenn sie Patienten unfreundlich behandelten oder deren Bedürfnisse in irgendeiner Weise vernachlässigten, wurden sie sogar für eine Woche auf Brot und Wasser gesetzt und ausgepeitscht. Eine Prügelstrafe? Ja, zweimal in der Woche, mittwochs und samstags. »Im Krankenhaus von Rhodos«, liest er weiter, »wurden zum ersten Mal Kranke mit unheilbaren Leiden von allen anderen getrennt.« Und wohin wurden sie gebracht? In einen der elf Räume, welche um den Balkon im ersten Stock angeordnet waren und die auch für Pilger und Reisende bereitstanden. Der Tourist stellt sich auf den Balkon und schaut hinein. Die kleinen Zimmer sind ruhig und luftig, goldfarben, gefüllt mit dem angenehmen Geruch alten Gemäuers. Schwalben huschen geräuschlos ein und aus. Reisende und Unheilbare, denkt er. Was bedeutet das? Es bedeutet etwas, das ihn tief im Herzen berührt, wie der Anblick von etwas Schönem. Er berührt die kühle Steinmauer, und in diesem Augenblick, in dem er sich selbst ganz klar erkennt, schüttelt er die Last ab, ein Individuum getrennt von allen anderen zu sein, und damit auch das ihn bis dahin quälende Gefühl der Einsamkeit.

So müssen sich die Armen Brüder des St. Johannes vor tausend Jahren in Jerusalem gefühlt haben, wenn sie mit offenem Herzen und vorbehaltlos in die Augen der Kranken und Sterbenden schauten und ihr eigenes spirituelles Wesen sich darin widerspiegelte. Nie gelang es der politischen und militärischen Macht, die später diese Einrichtung mit Zinnen bewehrte und mit Banner und Juwelen schmückte, sie völlig zu zerstören oder zu überwältigen, auch nicht innerhalb des Ordens der Johanniter. Die Aufzeichnungen über sechshundert Jahre hinweg zeigen ein permanentes Ringen innerhalb des Ordens, um die ursprüngliche Disziplin trotz des unglaublichen Reichtums zu bewahren, der sich durch Geschenke und Eroberungen anhäufte.

Als die Johanniter im Jahre 1798 ihren letzten großen Stützpunkt auf Malta aufgeben mußten (von daher kommt auch der Name Malteser), besaßen sie soviel Silber, daß Napoleon, der ihr Eßgeschirr, ihre Kelche und Kunstwerke einschmolz, 3449 Pfund Silberbarren daraus gewann; damit finanzierte er den Ägyptenfeldzug. Rund zweihundert Jahre vorher waren die Johanniter bereits derartig mächtig geworden, daß sich Heinrich VIII. von England genötigt fühlte, die meisten ihrer englischen Niederlassungen seinem eigenen Besitz einzuverleiben. Ihr Aufstieg aus der Verborgenheit, von Zypern nach Rhodos und Malta, nach Italien, Deutschland, England und weiter über die ganze westliche Welt hinweg war eine überwältigende

Entwicklung, besonders wenn man um die Anfänge, nämlich barfuß und in Lumpen, weiß und wenn man berücksichtigt, daß die treibende Kraft eine so einfache Erkenntnis war, daß sie sogar heutzutage noch von einem etwas scheuen und verwirrten sonnenverbrannten Touristen nachempfunden werden kann.

4. Handeln
Das Hospiz Marin in Kalifornien

Die erste Regel lautet: Handeln! Wenn das, was man tut, richtig ist, wird man auch das Geld dafür finden. *Michael Phillips*

... Wir sehen ja nicht auf das Sichtbare, sondern auf das Unsichtbare: Das Sichtbare währt nur für Augenblicke, das Unsichtbare aber ist ewig. *Paulus, II. Brief an die Korinther 4,18*

11. November 1976. Wir befinden uns im Landkreis Marin in Kalifornien, einige Meilen nördlich von San Francisco jenseits der Golden Gate Bridge. Nach dem langen trockenen Sommer fällt jetzt ein kalter Dauerregen. Um sieben Uhr morgens ist es noch ziemlich dunkel, doch in der kleinen Stadt Belvedere gibt es selbst zu dieser Zeit vor der Stephanskirche Parkplatzprobleme. In der Pfarrei finden die verschiedensten kommunalen Veranstaltungen statt, als ob ein mittelalterliches Dorf in seiner ganzen Vielfalt unter einem Dach Platz gefunden hätte. Das Pfarrblatt bietet nicht nur viele Gottesdienstes unter der Woche an, sondern auch Kurse und Seminare in allen Bereichen – so jedenfalls kommt es einem vor –: von Tanz, Hatha Yoga und Druckkunst bis zur Theologie, von Dante über Thomas Merton bis Kierkegaard. Als ich am Schaukasten im Kirchhof vorbeikomme, bemerke ich eine Einladung an die Männer der Pfarrei zu einem Brotbackkurs am Samstagvormittag.

Heute brennt ein Feuer im Eisenofen des kleinen, mit Holz getäfelten Raumes neben dem Gemeindesaal. Im Vorraum mischt sich der Duft von Kaffee und Gebäck mit den Gerüchen nasser Regenmäntel und Gummistiefel. Der Vorstand des Hospizes* von Marin trifft sich zu einem Diskussions-Frühstück.

* Unter dem Begriff »Hospiz« versteht man sowohl eine stationäre Einrichtung als auch ein Pflegeteam, das die Patienten zu Hause betreut (Anm. d. Übers.).

Das Hospiz von Marin wurde Ende November 1975 ins Leben gerufen, als sich einzelne Personen, die ihre beruflichen Fähigkeiten ohne Bezahlung Sterbenden und deren Angehörigen in der Gemeinde anbieten wollten, zu einer kleinen Gruppe zusammenschlossen. Die Existenz der gerade entstandenen englischen Hospize war ihnen nicht unbekannt. Sie waren vertraut mit den Arbeiten von Dr. Elisabeth Kübler-Ross und kannten das Home-Care-Programm (Betreuung des Kranken in seiner häuslichen Umgebung), wie es vom Hospiz in New Haven, Connecticut, durchgeführt wurde. Diese kleine gemeinnützige Organisation entstand jedoch hauptsächlich aufgrund von persönlicher Erfahrung und als Reaktion auf das Bedürfnis von Freunden und Bekannten, ohne zunächst großes Aufsehen zu erregen. Bald aber zwang die überwältigende Nachfrage nach dieser langersehnten Einrichtung die ursprünglich vierköpfige Gruppe zu personeller Erweiterung. Seit 1975 ist sie ständig größer geworden, freiwillige Helfer, fest angestellte Mitarbeiter sind dazugekommen, die Leitung wurde auf mehrere Personen verteilt. Es zeigte sich, daß die Qualität der geleisteten Fürsorge von den lokalen medizinischen Institutionen nicht nur akzeptiert, sondern darüber hinaus als Anregung und willkommene Bereicherung empfunden wurde. Zur Zeit richtet sich das öffentliche Interesse so sehr auf das Hospiz von Marin, daß die junge Organisation von einer ernsthaften Identitätskrise bedroht ist. Die Sitzung an diesem Morgen stellt einen Wendepunkt dar, wie ihn wohl jede Gruppe erlebt, die der Öffentlichkeit aus vollen Händen zu geben versucht, was so nötig gebraucht wird.

Langsam füllt sich der kleine Raum mit leisem Lachen und Unterhaltung. Pfarrer John Thornton ist Kirchenvorstand und zugleich auch Vorsitzender des Hospizes. Im ehrwürdigen geistlichen Gewand, roter Leinenschürze und Wanderstiefeln schenkt er aus einer Blechkanne vor dem Ofen Kaffee aus und empfängt jeden Neuankömmling mit einem kurzen durchdringenden Blick, dem rasch ein warmes Lächeln folgt. Eine Dozentin der Fortbildungsschule für Krankenschwestern von der staatlichen Universität von San Francisco ist bereits anwesend.

Eben kommt ein bärtiger junger Doktorand herein, er beschäftigt sich mit medizinischer Anthropologie an der Universität von Kalifornien in Berkeley, auf der anderen Seite der Bucht. Beide mußten heute früh aufstehen und bei Dunkelheit und Regen den weiten Weg hierherfahren. Der Präsident der Ärztekammer von Kalifornien trifft nun ein, ein ausgezeichneter Internist, wie immer in Eile; er muß die Sitzung auch früher wieder verlassen, um seine Praxis zu betreuen. Der Direktor des Ministeriums für Altersfragen ist anwesend, ebenso ein Rechtsanwalt aus San Francisco, beschlagen in geschäftlichen Dingen wie auch in Mediävistik, tibetanischer Volkskunst und Altgriechisch. Er unterhält sich gerade mit einer charmanten Dame, die für ihre an Wunder grenzende Fähigkeit bekannt ist, Geldmittel aufzutreiben. Daneben rückt sich die leitende Direktorin des Hospizes ein Sitzkissen vor dem Ofen zurecht, noch recht mitgenommen von ihrer gerade überstandenen Operation.

Um halb acht eilt der Senator mit fliegenden Schritten die Straße hinauf, ein Humanist, konservativ im positiven Sinn und ein Unterhalter par excellence – neuestes Mitglied im Vorstand. Vor kurzem starb sein Bruder an Krebs, er hatte ihn unzählige Stunden lang gepflegt. Nun scheint der Raum bis auf den letzten Platz voll zu sein, da wird die Tür noch einmal geöffnet und herein stürzt ein wahres Feuerwerk an Energie, blauäugig, mit Wikingerstatur. Trotz Bündeln von Unterlagen, die er unter die Arme geklemmt hält, schafft er es irgendwie, jeden einzelnen freudestrahlend zu umarmen, bevor er sich hinsetzt, um sich feierlich dem Frühstück zu widmen. Das ist Dr. med. William M. Lamers, Psychiater, Schriftsteller, Dozent, Erfinder, Fischer, Menschenfischer und Philosoph, dem die Gründung des Hospizes von Marin zu verdanken und der jetzt der medizinische Direktor ist.

Das Gespräch während des Frühstücks ist sehr lebhaft und voller Enthusiasmus. Ich sitze als Gast dabei, sage wenig und höre um so mehr zu.

Die Entwicklung zu den heutigen Krankenhäusern ist eine Geschichte und die zu den Hospizen in letzter Zeit eine ganz andere, das habe ich jetzt begriffen. Seitdem die Krankenfürsorge nicht mehr hauptsächlich von Klöstern getragen wird, sind die beiden Konzepte getrennt voneinander weitergeführt worden; das Hospiz-Konzept allerdings mehr in der Verborgenheit. Der Bernhardiner mit seinem Fäßchen Rum um den Hals ziert heute Urlaubspostkarten – ganz hübsch, aber seine Bedeutung versteht man erst, wenn man da oben im Schnee als Lawinenopfer bitterlich friert. Der Staat und private Träger haben die Aufgabe der Krankenfürsorge übernommen, die einst auf dem persönlichen Einsatz aus religiöser Überzeugung beruhte. Wissenschaftler entdecken fortgesetzt neue Krankheitserreger mit neuen Bezeichnungen, während die medizinische Versorgung mehr und mehr bürokratisiert zu werden droht, so daß der Arzt durch den Papierkrieg so viel Zeit und Energie verliert, daß für den Patienten oft herzlich wenig davon übrigbleibt.

Während ich in dem kleinen Raum um mich schaue, sinniere ich über Geld – gegenständlich, greifbar – und menschliche Energie. Das Hospiz von Marin existiert, einfach weil in einem vielleicht außergewöhnlichen, jedoch kleinen Landkreis von Kalifornien eine Gruppe von Leuten glaubte, so richtig zu handeln. Und damit schließt sich der Kreis der Geschichte des Hospizes, denn hier befinden wir uns wieder an einem Ort echter »Hospitalität«, wo Menschen bereit sind, ohne Belohnung Mühen auf sich zu nehmen, dafür zu sorgen, daß der Nachbar nicht ohne Würde stirbt, daß die Angehörigen nicht allein und ohne Trost bleiben in ihrer Trauer. Ich spüre, daß ich es hier mit einer existentiellen Kraft zu tun habe, mächtig und doch unsichtbar.

Was ist der Ursprung dieser Kraft? Ich kann nicht behaupten, für jedes einzelne Mitglied des Marin-Hospizes zu sprechen, aber ich fühle, daß das, was dahintersteht, ob man es nun als religiös oder einfach als human empfindet, teil hat an jener Sphäre, die ewig ist und somit fortdauert. Das Wesentliche an der hier geleisteten Arbeit vereint diese Menschen, die Verwaltung ebenso wie das Pflegepersonal und die freiwilligen Helfer, mit gleichgesinnten Personen zu einer großen geistigen Familie. Ich denke an Fabiola, die im Rom des 4. Jahrhunderts n. Chr. ihr Haus den kranken und schwachen Pilgern öffnete, an die Johanniter in Jerusalem und an die Schwestern des Hôtel-Dieu in Paris, die im 18. Jahrhundert an den eiskalten Ufern der Seine knieten und das Bettzeug wuschen.

Heute steht ein wichtiges Problem zur Diskussion an. Das Hospiz von Marin fing ganz bescheiden an; als Basis für die Arbeit dienten die Erfahrungen seiner Mitarbeiter in Medizin, Pharmakologie, Krankenpflege und seelischer Betreuung. Dazu kamen eine Weiterbildung durch das Hospiz St. Christopher in London, hilfreiche Hinweise vom Hospiz in New Haven, dem Palliativ-Zentrum * des Royal-Victoria-Krankenhauses in Montreal, dem Hospiz-Team am St. Lucas-Krankenhaus in New York und anderen Zentren. Während der Zeit, als sich das Hospiz von Marin noch im Stadium der Entwicklung befand, vermied es absichtlich, in der Öffentlichkeit bekannt zu werden; man scheute sich davor, dieses verpflichtende Angebot in einem noch nicht ausgereiften Stadium der Gemeinde zu präsentieren. Allmählich spricht es sich aber herum. Kleinere Geldbeträge gehen in Form von Spenden ein. Sprunghaft verdoppelte, ja verdreifachte sich die Zahl der Ärzte, Patienten und Familien, die das Hospiz um Unterstützung baten. Etwa 600 Menschen sterben in diesem Landkreis jährlich an Krebs. Vor wenigen Monaten noch hatten die Hospiz-Mitarbeiter nur vier bis sechs Patienten zu versorgen. Nun sind es achtzehn, und erst gestern wurden noch drei dringende Fälle übernommen. Einige dieser Patienten müssen von spezialisierten Ärzten betreut werden, gerade was den körperlichen Zustand und die Medikation betrifft. Die meisten haben ein dringendes Bedürfnis nach unterstützenden Gesprächen, sei es mit Psychotherapeuten, Psychiatern oder auch Vertretern der Kirche, und das gilt nicht nur für die Patienten selbst, sondern auch für die ihnen Nahestehenden. Darüber hinaus stehen die Mitarbeiter des Hospizes den Familien der Verstorbenen zu Gesprächen zur Verfügung und bieten ihnen Hilfe und Unterstützung an. Irgendwie muß dies alles bewältigt werden. Für die Mitarbei-

* palliativ: die Beschwerden einer Krankheit lindernd, ohne deren Ursachen zu bekämpfen (Anm. d. Übers.).

ter ist es unvorstellbar, daß jemand, der sie um Hilfe bittet, weggeschickt wird. Die einzige Beschränkung derzeit ist die Konzentration auf Krebskranke, einfach weil hier das Bedürfnis am größten ist und diese Krankheit am meisten gefürchtet wird.

Wie also soll man eine gute Organisation aufbauen, ohne den gerade gewonnenen guten Geist zu verlieren? Der Geist ist willig – mehr als je zuvor, denn nun hat das Hospiz von Marin bereits gezeigt, was es leisten kann. Man muß einigen Mitarbeitern ein regelmäßiges Einkommen beschaffen, um sie von anderen Verpflichtungen freizustellen. Eigentlich will hier niemand über Geld reden, aber unter diesen Umständen ist Geld, und zwar in ausreichender Menge, eine Notwendigkeit. Die Ironie der jetzigen Situation liegt darin, daß das Hospiz insofern eigentlich gar nicht existiert, als es nicht einmal ein Haus besitzt oder auch nur ein Bett für einen einzigen Patienten. Hospitalität ist in diesem Fall einfach dort, wo der Patient sich befindet. Der Staat hat das Hospiz von Marin als Heimfürsorgestelle anerkannt, und das wird sicher helfen. Medicare * hat das Hospiz von Marin als Einrichtung anerkannt, so daß die Erstattung von Kosten erfolgen könnte; bis jetzt jedoch werden diese Geldmittel nicht angefordert, weil Vereinbarungen mit den Krankenversicherungen noch in der Schwebe sind. Momentan arbeitet die Verwaltung mit kleinen Spenden, meistens von dankbaren Freunden und Angehörigen der Patienten. Zwei bescheidene Zuschüsse konnten angenommen werden, weil sie mit der Intention der Arbeit übereinstimmten, und die neueste Nachricht ist nun, daß eine größere Subvention in Aussicht steht.

Von der Aussicht allein kann man nicht leben, wirft jemand ein. Stimmt, das muß man zugeben, aber trotzdem werden Pläne geschmiedet, wie man dieses Geld verwenden könnte. Die Diskussion verzettelt sich immer mehr, bis Pfarrer Thornton in seiner ruhigen Art mit einem Kompromißvorschlag, der

* Medicare ist in den USA eine Art Sozialversicherung für ältere Menschen, die auch medizinische Kosten übernimmt (Anm. d. Übers.).

dann auch angenommen wird, das Thema abschließt. Ganz offensichtlich ist dies eine Gruppe, die auf Kompromisse höchst ungern eingeht, was Senator Peter Behr zu der wenig schmeichelhaften Bemerkung veranlaßt, die ganze Situation erinnere ihn an den Mann, der zum Fluß rennt und die Wassertiefe mit beiden Füßen auf einmal testen will.

Unruhe kommt auf, als der Versuch unternommen wird, die Beziehung zwischen Personal und Leitung neu zu überdenken und angesichts der rapide steigenden Anforderungen die Entwicklung für die Zukunft zu planen. Der junge Doktorand spricht aus, was alle bedrückt: »Bisher war das Hospiz eine Familie, eine eng verbundene Gemeinschaft. Aber wenn das mit der Expansion so weitergeht, dann, fürchte ich, sind wir bald auch nur eine der vielen kalten und unpersönlichen Institutionen. Ich mag das nicht. Ich fühle mich überhaupt nicht mehr wohl dabei. Aber was können wir tun?«

Das ist eine berechtigte Frage und tatsächlich eine Herausforderung für jede Gemeinschaft dieser Art und in dieser Situation. Angefangen bei den Aufzeichnungen der Johanniter bis zu den Tätigkeitsberichten des Hospizes St. Christopher in London kann man immer wieder beobachten, wie darum gekämpft wird, Effizienz mit menschlicher Nähe, Gespür für Finanzen mit dem Sinn für Geborgenheit zu verbinden. Vielleicht müssen wir einfach die Tatsache akzeptieren, daß die Spannung zwischen Individuum und Institution genauso wie die Spannung zwischen Fleisch und Geist, ja selbst zwischen Liebenden eine menschliche Konstante ist, also Teil unserer menschlichen Existenz. Wir können nur versuchen, das Beste daraus zu machen.

Am nächsten Tag bin ich mit Dr. Lamers verabredet, um von ihm etwas über die Anfänge des Hospizes von Marin und über seine Prinzipien bei der Patientenbetreuung zu erfahren. Wieder treffen wir uns vor einem offenen Feuer, diesmal in seinem Haus nördlich von San Francisco. In einem Raum mit unglaublich vielen Büchern, Pflanzen und einem riesigen Eßtisch haben wir uns auf überdimensionalen Sitzkissen niedergelassen und unterhalten uns.

Eigentlich habe alles mit einem Mann namens Ed angefangen, erzählt mir Dr. Lamers. Er geht in sein Arbeitszimmer und holt das Bild eines gut aussehenden Mannes mittleren Alters, der lächelnd am Ende eines Steges steht, glitzernd das Wasser im Hintergrund, ohne zu wissen – weil niemand zu der Zeit etwas ahnte –, daß er bereits unheilbar krebskrank war. »Ed war einer meiner Freunde«, erklärt Dr. Lamers, »er sagte mir, daß er zu Hause sterben wolle, und so war es dann auch. Damals wußte ich noch nicht soviel wie heute über den Einsatz von Medikamenten, aber ich war überzeugt, daß er in einer Atmosphäre guter, liebevoller Pflege und Zuneigung bestens aufgehoben sein würde. Ed hatte eine große Familie, und ich beschäftigte mich mit jedem einzelnen Angehörigen. Wir stellten uns der Realität, Tag für Tag. Und sie alle meisterten die Situation erstaunlich gut, sogar der jüngste Sohn, der sich im Vergleich zu den älteren Geschwistern benachteiligt fühlte, weil er nie die Gelegenheit haben würde, in der Phase seines Erwachsenwerdens einen Vater zur Seite zu haben. Das war vor zehn Jahren; wir haben natürlich immer noch Kontakt zueinander.«

Andere Familien in der Umgebung holten nun Dr. Lamers, um in ähnlichen Situationen seine Hilfe zu erbitten. Auch Kollegen wandten sich immer öfter an ihn, wenn es um die psychischen Probleme sterbender Patienten und ihrer Familien ging. Dr. Lamers konnte auf alle diese Anfragen nur deshalb eingehen, weil er seine Freizeit zur Verfügung stellte, die Abende, die Wochenenden, was immer an Zeit von seiner Praxis für Psychiatrie übrigblieb. Unterdessen starb ganz unerwartet seine eigene Schwester und hinterließ sechs Kinder. Dr. Lamers kümmerte sich sogleich um sie und brachte seine eigene Person in den Trauerprozeß mit ein, damit die Kinder die durch den Tod entstandene Situation als Realität annehmen konnten. Er war der Ansicht, daß es für die Kinder wichtig sei, die Mutter tot zu sehen, um so Gelegenheit zu haben, auf ihre Weise Abschied zu nehmen. Als das kleinste Kind hochgehoben werden wollte, damit es in den Sarg hineinschauen konnte, half ihm Dr. Lamers, ließ es das Gesicht der Mutter berühren und antwortete aufrichtig und sachlich auf seine Fragen, warum sich die Haut nun anders anfühle und warum sie so ruhig daliege.

Ende der sechziger Jahre überlegte Dr. Lamers zusammen mit einigen anderen Ärzten, ob man ein »Zentrum zur Bewältigung von Verlusten« errichten sollte. Er hatte herausgefunden, daß in seiner Praxis über die Hälfte der Patienten emotionale Probleme hatten, die direkt auf das Erleben von Trauer oder Verlust zurückgingen. Diese Situationen waren bei den Patienten in der akuten Phase nicht offen zugegeben oder verarbeitet worden und lagen oft tief im Unterbewußtsein verborgen. Zu diesem Zeitpunkt hielt Dr. Lamers überall in den Vereinigten Staaten Vorträge über seelischen Schmerz und Trauer; er beschrieb die Stadien, die er beobachtet hatte: Zuerst Verleugnung, dann Wut und Verzweiflung, und zuletzt, in normal verlaufenden Fällen, das Stadium der Heilung, in dem der Betroffene das Leben neu beginnt und den Mut zur Liebe wiederfindet. Diese Entwicklung müßte man den trauernden Menschen in der akuten Phase bewußtmachen, denn damit könnte man seiner Überzeugung nach vermeiden, daß sie noch Jahrzehnte später psychiatrische Hilfe wegen ungenügender emotionaler Verarbeitung des Verlustes benötigen.

Im Verlauf der Vortragsreisen kreuzten sich mehrmals die Wege von Dr. Lamers und Dr. Elisabeth Kübler-Ross, die oft am gleichen Ort über Tod und Sterben sprach. Dr. Kübler-Ross, inzwischen international bekannt und anerkannt, hatte bei ihren Patienten ganz ähnliche Stadien als Reaktion auf die Erwartung des eigenen Todes beobachtet. Sie vertrat die Ansicht, daß Todkranke ein kreatives Potential besitzen, das ihre Persönlichkeit in der verbliebenen Lebensspanne noch weiter reifen läßt. Beide trafen sich jedoch erst im Frühjahr 1974 in Ogden, Utah. Nach einer sehr lebhaften Podiumsdiskussion am Weber-State-College über ihre Anliegen begegneten sie sich auf einer Dinner-Party im kleineren Kreis wieder und setzten ihren Meinungsaustausch fort. Tags darauf vertraute ihm Dr. Kübler-Ross einen sehnsüchtigen Wunsch an: Sie spüre ein riesiges Verlangen danach, sagte sie, über die weiten Ebenen oberhalb der Stadt zu den Wasatch-Bergen zu reiten. Eigentlich war es ihr völlig unmöglich, diesen Wunsch zu verwirklichen. Seitdem ihre Bücher zu Bestsellern geworden waren, konnte sie sich ihrer Verpflichtungen kaum noch erwehren: Korrespondenz, Vorträge, Forschung, gleichzeitig noch die Sorge um die eigenen Patienten. Und trotzdem spürte sie hier im Westen Amerikas ein derart starkes Gefühl der Verbundenheit mit den indianischen Lebenssitten, daß sie sich danach sehnte, sich für ein solches Abenteuer freizumachen. Wie nicht anders zu erwarten, war Dr. Lamers genau der richtige Mann für dieses Unterfangen. Ein kurzer Telefonanruf, und schon standen gesattelte Pferde bereit. Trotz eines scharfen, kalten Windes und der sich auftürmenden Regenwolken am Himmel ging es in der Dämmerung auf zu den Bergen. Während Dr. Lamers seine liebe Not mit einem eher ungestümen Hengst hatte, jagte Elisabeth Kübler-Ross plötzlich in halsbrecherischem Galopp davon. »Diese Szene werde ich nie vergessen«, sagte Dr. Lamers. »Es war unglaublich. Sie ist ein so zerbrechliches Persönchen, ihre Füße langten ja kaum zu den Steigbügeln, und da ritt sie wie ein Kobold in Wind und Regen geradewegs über diese verlassene, riesige Fläche auf die dunklen Berge zu, deren Umrisse drohend vor uns aufragten. Ich war zu Tode erschrocken. Ich dachte, sie müßte jetzt gleich herunterfallen und sich den Hals brechen. Sie war absolut furchtlos und hatte einen riesigen Spaß daran. Schließlich kam sie über das ganze Gesicht strahlend zurück und rief: ›Das war einfach herrlich‹ –. Auf dem Heimweg war sie sehr still – es muß für sie sehr anstrengend gewesen sein, dieser Weg bergabwärts, obwohl sie sich mit keinem Wort beklagte – und dann sagte sie plötzlich zu mir: ›Bill, ich glaube, du solltest in Marin ein Hospiz aufmachen.‹«

Hospiz? Damals, erzählte Dr. Lamers, sei er sich nicht einmal sicher gewesen, was genau unter einem Hospiz zu verstehen sei. »Ich war so eingedeckt mit Arbeit, daß ich mir nie Zeit genommen hatte, dieser Frage nachzugehen.« Im Jahre 1973 war er zu einem Vortrag von Dr. Cicely Saunders in San Francisco eingeladen gewesen, konnte aber nicht hingehen, da er selbst an diesem Abend einen Vortrag zu halten hatte.

»Ich begann nun mit Nachforschungen, schrieb an das Hospiz St. Christopher, las alle ihre Veröffentlichungen und hatte ausführliche Diskussionen mit Dr. Lipman von der Yale-Universität. Lipman gab mir sehr viele hilfreiche Informationen, besonders was die Medikation anbetraf, die er mit dem Hospiz-Team in New Haven entwickelt hatte. Ich sprach mit Pfarrer John Thornton darüber – als Seelsorger kümmerte er sich schon seit langem besonders um Kranke und Sterbende –, und dann setzten sich im Herbst 1975 vier von uns zusammen: John Thornton, Barbara Hill (sie ist jetzt unsere leitende Direktorin), Julie Bloomfield (leitende Direktorin der Babcock Memorial Stiftung) und ich. Wir faßten den Entschluß, uns zusammenzuschließen und zu handeln.«

Einige wichtige Probleme waren gleich anfangs von dem kleinen Gründungsteam zu bewältigen. Als erstes mußte ein Konzept für eine optimale Schmerzkontrolle erstellt werden. Als Grundregel für die Arbeit eines Hospizes gilt, daß sich der sterbenskranke Patient wohl fühlen, im Besitz seiner geistigen Kräfte und auf Wunsch auch im eigenen Heim bleiben soll – eine Aufgabe, die im allgemeinen von den medizinischen Einrichtungen nicht zufriedenstellend erfüllt werden kann. Ein weiteres Problem bestand darin, daß die Öffentlichkeit darüber informiert werden mußte, was genau ein Hospiz leisten kann, noch bevor die Mitarbeiter vom Hospiz Marin ihre Tätigkeit richtig aufgenommen hatten. Es darf keine Geheimniskrämerei geben; der Standard der Patientenversorgung muß den gesetzlichen und medizinischen Anforderungen entsprechen, den besonderen Bedürfnissen angepaßt sein, und alle Mitarbeiter müssen dieses Niveau erreichen. Eine spezielle Ausbildung der freiwilligen Schwestern und Therapeuten war also der nächste Schwerpunkt; erst dann konnte die Arbeit in diesem frisch aus der Taufe gehobenen Hospiz voll aufgenommen werden.

Das folgende Jahr war vor allem eine Zeit des Dazulernens sowohl für die immer größer werdende Anzahl an Mitarbeitern des Hospizes als auch für die Öffentlichkeit. Dr. Lamers verfügte glücklicherweise über ein profundes pharmakologisches Wissen. Er arbeitete während seines Studiums zwei Jahre in der pharmakologischen Forschung und war während seiner Assistenzarztzeit Anästhesist. Zusammen mit Dr. Myers, Professor für Pharmakologie, entwickelte er ein überaus erfolgreiches Programm zum Rauschgiftentzug ohne medikamentöse Unterstützung. Dr. Lamers hatte auch einige Aktionen gegen Medikamentenmißbrauch geleitet beziehungsweise ins Leben gerufen. Er war also der geeignete Mann, um nicht nur Richtlinien für die im Hospiz anzuwendende Medikation festzulegen, sondern diese auch den niedergelassenen Ärzten, Apothekern, Krankenschwestern und Krankenhausverwaltungen zu erläutern und der Öffentlichkeit gegenüber zu vertreten.

Die vom Hospiz betreuten Patienten erhalten den sogenannten »Hospiz-Mix«. Er besteht aus Morphin, Alkohol und normalerweise einem Phenothiazin-Derivat (Thorazin, Phenergan, Compazin) in einer wässrigen Lösung, der Kirschsirup beigegeben wird, um den bitteren Geschmack der Schmerzmittel zu mildern. Anfangs müssen bis zu 30 ml dieser Mixtur alle drei bis vier Stunden gegeben werden; hat man den Schmerz unter Kontrolle gebracht, wird weit weniger benötigt. Doch ist es weiterhin von größter Bedeutung, daß jede verschriebene Dosis rund um die Uhr, Tag und Nacht genommen wird. So wird verhindert, daß sich der Schmerz wieder aufbaut. Außerdem hält Dr. Lamers es für wichtig, daß die Patienten ihre Medizin selbst verwalten und einnehmen und einen eigenen »Schmerzkalender« führen – nach kurzer Zeit erhält er den Namen »Kalender des Wohlbefindens«. Dabei behält der Patient ein realistisches Verhältnis zu seinem Zustand, den er selbst kontrolliert.

Es zeigt sich, daß Schmerzkontrolle nicht so sehr davon abhängt, was die Medikamente enthalten, sondern wie und wann sie eingenommen werden. Bei einem Unfall zum Beispiel mit plötzlich auftretenden Schmerzen können Codein-Tabletten oder Morphium-Spritzen »nach Bedarf« die angemessene Medikation sein. Dagegen stellen terminale Stadien von Krankheiten (Krankheiten im Endstadium), in denen schwere und chronische Schmerzen zu bekämpfen sind, ganz andere Anforderungen. Mehrmalige Morphiumspritzen und erdrückend hohe Dosen an Tranquilizern nach einem rigiden Schema in einer automatisierten, unpersönlichen Atmosphäre verabreicht, führen eher dazu, daß die sterbenden Patienten zu jammernden Abhängigen oder tief depressiven oder hilflos dahinvegetierenden »Fällen« werden; statt dessen könnten dieselben Patienten mit der richtigen Hilfe und Medikation ausgeglichen sein, einen klaren Kopf behalten und sich wohl fühlen. Angst vor Schmerzen steigert Schmerz. Wenn ein Patient einmal starke Schmerzen hat und vorauszusehen ist, daß sie für unbestimmte Zeit anhalten werden oder sich sogar verschlimmern, dann gerät er in Verzweiflung und Hoffnungslosigkeit, aus der als Ausweg bei der üblichen Behandlung oft nur der Tod bleibt. Das jedoch ist keine unvermeidbare Notwendigkeit, und mit Hospizpflege kommt es auch gar nicht soweit. Allein das Bewußtsein, daß Schmerzfreiheit erreicht wird, ist schon eine Hilfe für die Patienten und ihre Familien.

Krebs im Endstadium ist nicht immer mit großen Schmerzen verbunden, doch meist treten körperliche Beschwerden auf wie Übelkeit, Erbrechen, Muskelkrämpfe, Kopfweh, Probleme mit der Blasen- und Darmfunktion, körperlicher Verfall und vieles andere. All das kann, muß aber nicht mit der Krebserkrankung zusammenhängen. Die im Hospiz von Marin Tätigen sind speziell dafür ausgebildet, all diese Symptome ernst zu nehmen und sich einiges einfallen zu lassen, um dagegen vorzugehen. Das eine Mal sind hochentwickelte Medikamente anzuwenden; ein anderes Mal genügen jedoch erstaunlich einfache Mittel, um einen qualvollen Zustand zu lindern. Eine sanfte Massage, ein weiches Kissen, genau richtig plaziert, eine kleine Änderung in der Diät, ein appetitanregendes Getränk oder einfach Zeit, um bei dem Kranken zu sein, in unaufdringlicher Fürsorge zuzuhören, die Person als einzigartiges und wertvolles Individuum anzuerkennen – all dies kann dem Sterbenden schon sein Leiden nehmen, auch wenn eine Heilung nicht mehr möglich ist.

»Wie können Sie entscheiden, wann bei einem Patienten der Versuch einer kurativen Behandlung abgebrochen werden und das Hospiz die Pflege übernehmen sollte?« frage ich.

Dr. Lamers: »Die meisten Überweisungen kamen bisher von den behandelnden Ärzten. Wenn nur eine Spur von Unsicherheit auftaucht, können wir selbstverständlich jederzeit eine zusätzliche Meinung einholen. Wir arbeiten nur mit einem behandelnden Arzt zusammen. Wir kümmern uns um das Wohlbefinden und die psychische Führung des Patienten und seiner Familie. Wir leisten umfassende Hospizpflege während des Sterbevorganges, und später unterstützen wir die trauernden Hinterbliebenen. In manchen Fällen haben wir von uns aus einen weiteren Versuch mit aktiver Behandlung empfohlen, zum Beispiel Chemotherapie. Wir haben auch schon Patienten betreut, weil sie unter den Nebenwirkungen einer Chemotherapie litten. Die aus dieser Behandlung resultierenden Veränderungen im Aussehen wie Haarausfall usw. sind für Patienten und Angehörige oft schwer zu ertragen. Unsere Therapeuten können ihnen helfen, die eigenen Gefühle zu erkennen und zu verarbeiten, das gilt für den Bereich Tod beziehungsweise Verlust ebenso wie für die Probleme, die im Verlauf der Krankheit und der Behandlung auftreten.«

Ich frage weiter: »Besteht also ein grundlegender Unterschied zwischen einem Hospiz und einem herkömmlichen Pflegeheim?«

Dr. Lamers: »Ja, denn außer der Nachbetreuung der Hinterbliebenen handelt es sich auch um eine vergleichsweise kurzfristige Tätigkeit unsererseits. Wir fangen erst dann an, wenn die Lebenserwartung nur noch wenige Monate beträgt.«

Auf meine Frage: »Wollen Patienten manchmal nicht wahrhaben, daß sie bald sterben müssen?« antwortet Dr. Lamers: »Sie wissen Bescheid. Wir versteifen uns jedoch nicht auf diesen Punkt. Wir versuchen, das anzugehen, was sie gerade bewältigen können. In manchen Situationen verschwört sich die Familie geradezu, nur um so zu tun, als ob es nicht so wäre. Aber wir wissen, und das wird durch Statistiken bestätigt, daß diese Haltung des Vortäuschens später im Leben der Familienangehörigen ernste Probleme aufwirft. In diesem Fall beschäftigen wir uns intensiv mit der ganzen Familie, um ihr zu helfen, der Wahrheit ins Gesicht zu sehen.«

Ich möchte von Dr. Lamers wissen, was die Krankenhäuser von der Hospiz-Bewegung halten, und er sagt mir dazu:

»Wir haben ihre volle Unterstützung, wohl weil wir nichts überstürzt haben. Wir nahmen uns viel Zeit, um in persönlichen Gesprächen genau zu erklären, was wir tun wollen und warum wir es tun. Da kann ich Ihnen eine Geschichte erzählen. Als unser Team gerade die Arbeit mit Patienten aufgenommen hatte, also vor knapp einem Jahr, holte mich ein Arzt ins Krankenhaus. Er hatte eine Patientin mit Krebs, mit der er überhaupt nicht mehr zurechtkam. Sie war in starkem Maße sediert*, trotzdem hörte man auf der ganzen Station ihre Schreie. Niemand hatte eine Ahnung, wie man ihr noch helfen könnte. Als ich hereinkam, lag sie zusammengekauert im Bett und halluzinierte, suchte in der Luft Dinge zu fassen, die gar nicht da waren. Ich änderte sofort die gesamte Medikation, und kaum war sie etwas zu sich gekommen, versuchte ich herauszufinden, was in ihr eigentlich vorging. Am zweiten Tag hatte sie kaum noch Schmerzen; sie setzte sich auf, schaute mir geradewegs in die Augen und sagte ganz ruhig zu mir: ›Ich möchte nicht hierbleiben. Ich weiß, daß ich sterben muß. Ich will heim.‹ Also ermöglichten wir ihr die Heimkehr, und kurz darauf starb sie zu Hause in Ruhe und Frieden.«

Eine weitere Frage habe ich an Dr. Lamers: »Haben Sie einmal erlebt, daß eine Familie trotz Unterstützung des Hospizes versagte? Ich möchte gerne wissen, ob Sie zum jetzigen Zeitpunkt ein speziell dafür vorgesehenes Krankenhaus für nötig halten, also die Möglichkeiten einer stationären Versorgung?«

Dr. Lamers: »Ja, wir könnten in einigen Situationen eine kleine eigene Station brauchen. Zum Beispiel dann, wenn plötzlich medizinische oder pflegerische Probleme auftauchen oder wenn eine Familie eine Erholungspause benötigt. Unter den jetzigen Umständen benützen wir Betten in Pflegeheimen oder Krankenhäusern und bemühen uns, das Beste daraus zu machen; aber Sterbende haben ein Anrecht auf so vieles, was in solchen Situationen einfach nicht möglich ist. Sie brauchen Leben um sich, geistigen und emotionalen Trost und jegliche Art von Unterstützung. Sie brauchen auch ›unhygienische‹ Dinge, etwa den Lieblingshund unterm Bett. Sie brauchen ihre eigenen Kleider, Bilder, ihre Musik, ihr Essen, ihre gewohnte Umgebung mit Leuten, die sie kennen und lieben und die sie gern

* sediert: medikamentös ruhiggestellt (Anm. d. Übers.)

haben. Hospize ermöglichen all das zwar auf den Stationen, dennoch ist für viele Patienten und ihre Familien das Zuhause die weitaus bessere Alternative.«

Ich habe einiges Außergewöhnliches über die Fälle gehört, in denen Sterbende, die von einem Hospiz betreut wurden, geistig in erstaunlichem Maße über sich hinauswuchsen; zum Schluß bitte ich Dr. Lamers, auf diesen Punkt einzugehen. Seiner Ansicht nach soll der Vorgang des Sterbens ganz klar erkannt, gespürt, zugegeben und mit anderen getragen werden, also völlig im Bereich der bewußten menschlichen Handlungsfähigkeit stehen: ars moriendi, wie dies in christlichen Texten des Mittelalters hieß; ich erinnere mich auch an eine Schrift aus der Antike, das Tibetische Buch der Toten; nicht ein Buch über Gespenster, sondern darüber, wie man bewußt stirbt, in einem Zustand der geistigen Erleuchtung. Das Hospiz von Marin bietet einen Weg dazu an, und ich möchte gern wissen, wie Menschen dazu stehen.

Als Antwort darauf erzählt mir Dr. Lamers die Geschichte eines 14jährigen Jungen, der an Leukämie litt. Als die Mitarbeiter von Marin seine Pflege übernahmen, befand er sich in einem völlig verzweifelten Zustand. Er war intensiv behandelt worden, was sein Leben zwar verlängerte, aber keine Heilung brachte, und jetzt wurde er zu Hause versorgt. Er war sehr geschwächt und völlig in sich zurückgezogen; seine Feindseligkeit hatte ihm Familie und Freunde entfremdet. Die Familie befand sich in einem chaotischen, elenden Zustand. Seine Mutter litt als Folge der Belastungen an Depressionen und wurde gerade stationär behandelt. Monatelang hatte sie keine Möglichkeit der Kommunikation mit ihrem Sohn gefunden, er wollte nicht mit ihr sprechen, ja, sie nicht einmal ansehen.

Die Mitarbeiter des Hospizes fingen an, sich mit allen Mitgliedern der Familie zu beschäftigen. Emotionen wurden ausgesprochen, die unmittelbaren, praktischen Schwierigkeiten gemeinsam überwunden. Dr. Lamers betreute die Mutter und gab ihr die nötige psychologische Unterstützung, so daß sie sich mit der Realität auseinandersetzen konnte. Bald war sie wieder zu Hause, überwand ihren eigenen Kummer, sorgte für ihre

Familie, lernte es, Hilfe von mitfühlenden Nachbarn anzunehmen und begann schließlich, einen Weg der Kommunikation zu ihrem Sohn zu finden. Der Junge seinerseits fühlte diese neuen Kräfte und schaffte es, aus seinem Versteck herauszukommen.

Seine letzten Wochen lebte er, ohne leiden zu müssen; aber noch entscheidender war sein Heranreifen zum Erwachsenen, wovon er am Ende jenen, die für ihn sorgten, ein Zeichen gab. Wenn die Qualität und nicht die Quantität des Lebens ausschlaggebend ist, dann erreichte dieser Junge mehr als mancher 80jährige; und wenn Sterben in irgendeinem Alter als schön bezeichnet werden kann, dann dieses. An dem Tag, an dem er starb, kam seine Mutter am Morgen ins Zimmer, um zu fragen, was er zum Frühstück wünsche. Er antwortete, und das waren seine letzten Worte, »einen Kuß«.

5. Düstere Zeiten
Von den »Barmherzigen Schwestern« zum Hospiz St. Christopher

Caritas (lat.), das bedeutet Hochschätzung, Liebe, besonders Nächstenliebe, Barmherzigkeit.

Man braucht schon gute Nerven, um zu beschreiben, wie es seit dem 16. Jahrhundert bis in das 20. Jahrhundert hinein in den Krankenhäusern zuging.
Mary Risley

Jede Gesellschaft hat ihre Wertvorstellungen. Wer diesen nicht entspricht, wird ausgestoßen. Für uns gelten heutzutage Gesundheit und Schönheit, Karriere und Macht zumeist als erstrebenswert. Heute verfügen wir darüber. Aber morgen?

Und wie war es gestern? Wie war es in London im Jahre 1866? Überall Schnee, aber kaum Heizungen, eiskalte Steinhäuser, Rauchschwaden in der Luft. In den Armenhäusern lagen damals die Menschen zusammengepfercht, in Räumen, deren Fenster so hoch waren, daß man nicht einmal hinausschauen konnte. In Paddington wurde laut Tagesbericht ein Handtuch für 31 Patienten mit den unterschiedlichsten Krankheiten ausgegeben: Herzkrankheiten, Syphilis, Typhus, Tuberkulose und Rachitis, die »Englische Krankheit«. In Kensington mußten 40 Menschen mit 13 Betten auskommen, welche anstelle von Matratzen Metallbänder hatten. In Castlebar bestand das Essen aus wäßrigem Gemüsesud, manchmal ersetzt durch eine Brühe, für die ein Schafskopf ausgekocht wurde. Überall wimmelte es von Mäusen und Läusen, dazwischen krabbelten halbnackte wimmernde Babys über den kalten Steinboden. Aber halt! Wir ertragen es nicht, mehr davon zu hören, wir wollen nicht einmal daran denken. Wie konnte so etwas passieren, in dem sogenannten »Zeitalter der Aufklärung« mit all seinem Fortschritt? Wo blieb hier die Hospitalität? Wo sind die sauberen und weichen Bettücher, die Dekken und die Wiegen, die erlesenen Speisen und die Silberbecher mit Wein, die in früheren Zeiten frohen Herzens den Sterbenden, dem kostbaren Besitz der Gemeinschaft, gegeben wurden, denn ihnen stand der Himmel offen. Wo sind die mittelalterlichen Hospize, und wo ist Caritas?

Wir sind erstaunt und verwirrt, weil wir so felsenfest an den Mythos geglaubt haben, daß sich die menschliche Gesellschaft im Laufe der Jahrhunderte stetig weiter entwickelt hat zu größerer Freiheit und Erkenntnis. Unsere Schulbücher lehrten uns, daß es im Viktorianischen England zahlreiche Petticoats und Sonnenschirme gab, ein etwas verzerrtes Bild, das aber doch einigermaßen die zugrundeliegenden Wertvorstellungen widerspiegelt. Und wir lernten, daß die Menschen im Mittelalter grausam, abergläubisch und recht barbarisch waren; während wir und unsere unmittelbaren Vorfahren in das Zeitalter der Erkenntnis und der Technik eingetreten sind. Wir haben in der Tat »Wunderbares« hervorgebracht: die Industrielle Revolution, den Nationalsozialismus, die Marktwirtschaft, Interkontinentalraketen, Napalm, DDT und die Atombombe. Hitler und das Dritte Reich kommen uns 40 Jahre nach dem Untergang bereits als Entgleisung vor, als einer von diesen Fällen geistiger Verwirrung, die man nicht weiter zu erklären braucht, außer vielleicht als Fußnote in einem Geschichtsbuch der Zukunft.

Doch es war im Zeitalter der Aufklärung, daß Napoleon die Trinkbecher der von den Johannitern betreuten Patienten einschmelzen ließ, um damit einen an Größenwahnsinn grenzenden Eroberungskrieg zu finanzieren. Und in dem sich so elegant gebenden England des 19. Jahrhunderts genossen die feinen Damen und Herren in ihren Villen Kuchen und Wein in dem ganz selbstverständlichen Bewußtsein, besser als andere zu sein, ein edleres Blut zu haben, gefühlvoller, verdienstvoller und moralisch höherwertig zu sein, einfach weil sie mehr Geld hatten.

Es fällt nicht immer leicht, geschichtliche Zusammenhänge nachzuvollziehen. Gerade darum geht es aber, wenn wir nun versuchen, die Entwicklung zu verfolgen, an deren Ende als

Prototyp eines Hospizes St. Christopher steht, ein Weg durch die Jahrhunderte, der das mittelalterliche Hôtel-Dieu genauso einschließt wie das viktorianische Armenhaus. Geschichte verläuft nicht so geradlinig, wie wir manchmal glauben; eher könnte man den Verlauf mit einem Webstuhl vergleichen, dessen Schiffchen zwischen bereits gespannten Fäden hin- und herlaufen: Momentaufnahme des gleichbleibenden Vorgangs, sich in gegebenen Notwendigkeiten zurechtzufinden. Die meisten Fäden sind filzig und stumpf, doch hin und wieder leuchten ein paar ganz eigenartig auf und scheinen hartnäckig immer wieder durch. Diese müssen wir aufspüren, wenn wir einen Gesamteindruck von der Geschichte der Hospiz-Bewegung gewinnen wollen. Gehen wir also noch einmal zurück in das London des Jahres 1538. Die Klöster sind enteignet und geschlossen worden, ihr Landbesitz, ihr Reichtum und damit ihre Möglichkeiten, Hospitalität zu erweisen, sind zum größten Teil zwischen Günstlingen des Königs aufgeteilt. Seitdem sich auch die in der Krankenpflege tätigen Orden zerstreut haben, hat sich kaum jemand um den Wanderer oder den pflegebedürftigen Kranken gekümmert. Die Menschen sterben ohne Zuwendung auf den Straßen und auf den Feldern. Die Bürger Londons übergeben König Heinrich eine Bittschrift zur Errichtung einer Herberge, in der die Ausgestoßenen und Hilflosen »untergebracht, umsorgt und gestärkt« werden können. Das sind wohltuende Worte. Sie bergen Leben in sich, das Gefühl von frischem Leinen, den Geruch verschiedener Gewürze, die Freude an Brot und Wein und das herzliche Versprechen einer menschlichen Umarmung. Aus diesen Worten können wir ersehen, daß die Bürger Londons nicht um ein Haus zur Wiederherstellung, nicht um ein Krankenhaus im modernen Sinn, sondern um einen Ort der Hospitalität bitten – um ein Hospiz.

Die Bürger bitten darum, aber vom Staat erhalten sie nichts, weil sie wegen ihrer Armut als unverantwortlich angesehen werden, die ihnen nach gängiger Meinung mit Prügeln ausgetrieben werden müßte. Gemäß einem Erlaß von Eduard VI. wurden sie geschlagen, gepeitscht, gefesselt und gebrandmarkt für das Verbrechen, kein Land zu besitzen und deshalb arbeitslos zu sein – das Land, das ihnen weggenommen wurde. Der müde Fremde, der bei Sonnenuntergang über das Feld kommt und Sicherheit und Schutz sucht, ist nicht länger ein Peregrino oder Pilger. Der Staat hat jetzt einen neuen Namen für ihn. Er ist ein Vagabund, und solche Personen, bestimmt das neue Gesetz, »sollen als Sklaven zwei Jahre lang demjenigen gehören, der einen solchen Müßiggänger anzeigt... Der Herr soll seine Sklaven durch Schläge, Fesseln oder andere Mittel zur Arbeit zwingen, die so geringwertig sein kann, wie es dem Herrn gefällt...« (Risley 1961). Die Selbstgerechtigkeit des Viktorianischen England hat schon dreihundert Jahre vorher begonnen, als sich bereits der Zorn gegen die richtet, die sich nicht an das neue wirtschaftliche System anpassen. Später werden bessere Gesetze erlassen, und mit der Zeit werden einige »Freie Krankenhäuser« gegründet, um die Kranken zu versorgen. Aber die Hospiz-Bewegung existiert von nun an nicht mehr. Die Hospitäler des 17. und 18. Jahrhunderts sind ein Zeichen für die Forderung der Gesellschaft nach Ordnung, Effektivität und sozialer Disziplin. Es herrschte, wie es der Medizinhistoriker George Rosen (1958) ausdrückt, »eine Humanität mit dem festen Glauben an die nüchternen und praktischen Vorteile von Effektivität, Einfachheit und Billigkeit«. Unheilbar Kranke wurden vom Westminster Hospital (Langdon-Davies 1952), das 1719 zur Pflege der mittellosen Kranken in dieser Pfarrei gegründet worden war, wieder fortgeschickt. Und die Leitung des Guy-Hospitals benötigte nur acht Jahre, um eine Hintertür im Testament von Sir Thomas Guy zu finden und genauso zu handeln, obwohl er ganz offensichtlich diesen Kranken aus christlicher Nächstenliebe heraus Schutz bieten wolle. Erbauliche Schriften wurden »zur Besserung« am Krankenbett verteilt, und die Patienten mußten sich zahlreiche Moralpredigten anhören. Der neue Prototyp der Gesellschaft war der ökonomische Mensch. Der Sinn der Krankenhäuser in der Industriegesellschaft liegt entweder darin, die Maschine Mensch zu reparieren oder bestimmte Gruppen wie Irre und ansteckende Kranke, die später vielleicht wieder nützlich sein könnten, separat einzusperren: Krankenhäuser als Abstellgleis für die überflüssigen Teile der Gesellschaft. In der Mitte des 18. Jahrhunderts dienen die Krankenhäuser einem anderen Zweck.

Etwa 11000 Patienten in den besseren Krankenhäusern Londons werden jetzt »sorgfältig ausgewählt, um für Forschung und Lehre zur Verfügung zu stehen« (Abel-Smith 1964).

Der rote Faden ist uns verlorengegangen. Wie geht es weiter? Daß es weitergeht, wissen wir. Die Einstellung gegenüber Kranken, vor allem gegenüber Sterbenden, hat sich in letzter Zeit radikal geändert. Es entstehen wieder Hospize, die die bestmögliche medizinische und seelische Pflege denjenigen Mitgliedern der Gesellschaft angedeihen lassen, welche für die Maschine Industrie wertlos sind. Auch im »dunkelsten« Zeitalter lassen sich Spuren selbstloser Nächstenliebe finden.

Während die Puritaner im 17. Jahrhundert in Neu-England sogar erfreut darüber waren, daß die von ihnen eingeschleppten Krankheiten als tödliche Epidemien unter den Indianern wüteten, gingen Protestanten durch die Straßen Londons und boten ihr Geld und ihre Hilfe leidenden Mitbürgern an. Die Zünfte stellten Mittel dafür zur Verfügung, damit ihre kranken und sterbenden Mitglieder gepflegt werden konnten. Verantwortungsbewußte Menschen, wie zum Beispiel Sir Thomas Guy, waren die Begründer einer philanthropischen Bewegung, die später die Basis für das amerikanische Krankenhauswesen legte. Quäker wurden auf beiden Seiten des Ozeans verfolgt, weil sie hartnäckig an ihrer Einstellung festhielten, alle Menschen, in welchem Zustand auch immer, so zu behandeln, als wären sie tatsächlich Schwestern und Brüder. Augustiner, Benediktiner und andere katholische Orden setzten auf dem europäischen Kontinent ihre Arbeit fort, wenn auch unter städtischer oder staatlicher Leitung. Schließlich gelang es ihnen, wieder einen Platz im öffentlichen Leben zu finden. Überall gab es einzelne, die aus persönlicher Überzeugung heraus die allgemein üblichen Moralvorstellungen ablehnten und weiterhin in aller Stille für ihre Mitmenschen sorgten. Da sich die Krankenhäuser immer besser auf die Heilung Kranker verstanden, wendeten sich diese Leute immer mehr denjenigen zu, die unheilbar krank waren und deren Zeit gekommen war, die letzte Reise anzutreten.

Von all den Fäden, die die damalige Zeit mit ihrem Glanz

verschönern, führt einer direkt in das Jahr 1967 zum Hospiz St. Christopher in London. Wenn wir ihm nachspüren, gehen wir durch vier Jahrhunderte und treffen dabei Menschen, die über eine Spanne von etwa dreizehn Generationen miteinander in Kontakt standen. Den Anfang dieser Kette bildet ein französischer Priester, der zu Beginn des 16. Jahrhunderts von Piraten gefangen und als Sklave verkauft wurde. Nachdem er seinen dritten Besitzer zum Christentum bekehrt hatte, kam er nach Frankreich zurück und gründete dort ein Hospiz für entlassene Galeerensklaven, ein Waisenhaus, einige Einrichtungen für Arme und Kranke sowie einen Orden für Krankenschwestern, der sich »Filles de la Charité« nannte. Dieser Mann war Vincent de Paul. Die Klöster seiner Barmherzigen Schwestern waren die Häuser der Kranken, und ihre Kreuzgänge die Straßen der Stadt. Drei Generationen lang leisteten sie anonym und unauffällig ihren Dienst an den Ausgestoßenen der Gesellschaft. Anfang des 18. Jahrhunderts besuchte Freiherr vom Stein die Hospize, die der Orden damals bereits in ganz Frankreich aufgebaut hatte. Freiherr vom Stein war tief beeindruckt. Nach seiner Reise veröffentlichte er einen Bericht, in dem er Zeugnis ablegt vom »Ausdruck des inneren Friedens, der Gelassenheit, Selbstverleugnung und der unschuldigen Munterkeit der Schwestern, welche die Kranken, die ihrer Pflege anvertraut werden, freundlich und gütig umsorgen«.

Mit der Unterstützung des Freiherrn vom Stein gelang es einem jungen evangelischen Pastor namens Fliedner, Kaiserswerth zu gründen, das erste evangelische Krankenhaus, in dem Ordensschwestern, Diakonissinnen genannt, die Kranken pflegten. Kaiserswerth war – wie die Hospize der französischen Filles de la Charité – dem Dienst an den mittellosen Kranken und Sterbenden gewidmet. Wieder vergingen drei Generationen, aber während dieser Zeit nahm der Einfluß von Kaiserswerth und ähnlichen Einrichtungen zu. 1840 besuchte Elisabeth Fry, eine englische Quäkerin, Kaiserswerth und andere Hospize und war so begeistert, daß sie ihr Leben von da an der Reform von Gefängnissen und Krankenhäusern in England widmete.

Florence Nightingale war eine Zeitgenossin von Elisabeth

Fry. Sie lehnte die Wertvorstellungen ihrer eigenen viktorianischen Familie ab; sie sagte dazu: »Wir sind wie Enten, die einen wilden Schwan großgezogen haben« (Risley 1961), und entfloh dem provinziellen und oberflächlichen Leben. Sie arbeitete einige Wochen lang bei den Filles de la Charité in Paris und ging dann drei Monate nach Kaiserswerth. Als sie später aufbrach, um den Verwundeten im Krimkrieg beizustehen, hatte sie Krankenschwestern bei sich, die von Elisabeth Fry in Kaiserswerth und von den Filles de la Charité ausgebildet waren, eine bunt gemischte Gruppe verschiedener Religionen und Nationalitäten: Engländerinnen, Deutsche und Französinnen, evangelisch, anglikanisch und römisch-katholisch.

Wir wissen nicht genau, wieviel Hunderten von jungen Soldaten sie das Leben gerettet hat. Aber wir sehen sie vor uns, die Lady mit der Lampe, wie sie noch spät in der Nacht durch die Stationen in Scutari geht, und die Soldaten segnen sie und küssen ihren an der Wand entlanggleitenden Schatten. Sie brachte Sauberkeit, frische Luft, gesundes Essen und ein leidenschaftliches Bemühen um das Wohlergehen eines jeden einzelnen Patienten in einer Situation, die zuvor ein Alptraum an Schmutz und Ignoranz gewesen war. Ihr ist es auch zu verdanken, daß sich die Krankenpflege zu einem angesehenen Beruf entwickelt hat, denn die Krankenschwestern des 17. und 18. Jahrhunderts in England besaßen fast ausnahmslos nur geringe Kenntnisse und Fähigkeiten und benötigten selbst dringend medizinische Betreuung.

Doch Florence Nightingale kümmerte sich nicht nur um diejenigen Mitglieder der Gesellschaft, deren Krankheiten heilbar waren. Sie selbst litt fast ihr ganzes Leben lang an heftigen Schmerzen, die wohl eine psychosomatische Ursache hatten: Resultat der nervösen Erschöpfung eines Körpers, der schon früh durch Überanstrengung geschwächt wurde, und einer ganz außergewöhnlichen Persönlichkeit. »Wie wenig wird verstanden, welche Leiden durch Krankheit verursacht werden können«, schrieb sie, »wie wenig kann sich ein Gesunder in das Leben eines Kranken hineinversetzen! ... ›Was nicht heilbar ist, muß erduldet werden‹ ist die schlechteste und gefährlichste Maxime für eine Krankenschwester, die jemals ausgesprochen wurde. Sich gedulden und resignieren ist gleichzusetzen mit Nachlässigkeit oder Desinteresse.« Dies sind aus dem Herzen kommende Worte, die man gut als Motto für das moderne Hospiz von heute verwenden könnte.

Florence Nightingale lebte bis 1910; eine Zeitgenossin aus dem Orden der Filles de la Charité, die mit ihr zusammengearbeitet hatte, gründete in Dublin Ende des 19. Jahrhunderts eine Unterkunft für unheilbar Kranke und bezeichnete sie mit dem englischen Wort für Hospiz: »hospice«. Es war Schwester Mary Aikenhead. Man weiß nur wenig von ihr, aber sie muß eine bemerkenswerte Frau gewesen sein. In Frankreich war der Name *hospice* noch für viele Zufluchtsstätten und Waisenhäuser beibehalten worden – vielleicht lernte Schwester Mary dieses Wort kennen, als sie bei den Filles de la Charité ausgebildet wurde. Doch ebenso wahrscheinlich ist, daß sie die sterbenden Patienten, die sie liebte und ehrte, als Pilger auf einer langen Reise sah, und deshalb die liebevolle mittelalterliche Bezeichnung aus der Vergessenheit hervorholte.

Um die Jahrhundertwende entstand eine Reihe anderer Hospize in Großbritannien, unter anderem ein »Hostel of God« in London, das heute noch existiert. Aber unser Weg führt von Dublin zum Hospiz St. Joseph, gegründet im Jahre 1892 von den englischen *Sisters of Charity* in London. In diesem Hospiz entwickelte Dr. Cicely Saunders in den fünfziger und sechziger Jahren ihre Idee einer Schmerzkontrolle, nachdem sie zuvor im protestantischen Hospiz St. Lukas (ebenfalls in London) ausgebildet worden war. Zusammen mit einigen Patienten, durch die sie während dieser Zeit angeregt und unterstützt wurde, schmiedete sie Pläne für ein Hospiz. Im Jahre 1967 eröffnete Dr. Cicely Saunders das Hospiz St. Christopher. Und wenn ich in den folgenden Kapiteln beschreibe, wie ich dort gearbeitet habe, dann greife ich damit den roten Faden auf, dem wir so lange gefolgt sind.

6. Eine seltene Kombination St. Christopher an einem ganz gewöhnlichen Arbeitstag

Die Hospiz-Idee ist nicht nur eine Neuheit in unserem hochtechnisierten, gewinnorientierten Gesundheitswesen, sondern auch eine seltene Kombination von Spiritualität und »harter Medizin«. Eine Kombination, deren Einzigartigkeit einem wohl erst bewußt wird, wenn man einer Persönlichkeit wie Cicely Saunders begegnet, die sie verkörpert.

Constance Holden

Stan Phillips, Hausmeister am Hospiz St. Christopher: Zwar habe ich noch nie woanders gearbeitet, aber man hat mir von Arbeitsplätzen erzählt, an denen man nicht einfach drauflosarbeiten kann, sondern immer achtgeben muß, nicht in den Arbeitsbereich eines anderen zu geraten; hier ist das jedenfalls ganz anders. Wir sind ein Team, und wir diskutieren nicht dauernd darüber, wer welche Arbeit zu erledigen hat, sondern schauen, daß wir damit fertig werden.

St. Christopher's Hospice Annual Report

Umgeben von Grünanlagen mit weiten Rasenflächen steht im Wohnviertel Sydenham eine Gebäudegruppe aus Ziegeln und Glas: das Hospiz St. Christopher. Vom Zentrum Londons aus gesehen liegt es auf der anderen Seite der Themse, etwa 40 Autominuten von dort entfernt. Hinter einem Tiergarten, der sommers wie winters mit blühenden Pflanzen aus dem Gewächshaus versorgt wird, schaut das zentrale, dreistöckige Gebäude mit Patientenzimmern und Stationen über Bäume und Dächer der nahe gelegenen Wohnhäuser hinweg auf einen vielbesuchten benachbarten Park mit Tennisplätzen. Direkt hinter dem Hauptgebäude befindet sich ein Kindergarten für die kleineren Kinder des Personals (der in den Ferien auch von den Schulkindern benutzt wird) neben einem Garten mit Wegen, die an einem blinkenden Teich mit vielen Blumenbeeten vorbeiführen – bei mildem Wetter ein beliebter Treffpunkt für Kinder, Patienten, Besucher, für die älteren Bewohner des

Drapers'-Flügels und für die Menschen aller Altersstufen und vieler Nationalitäten, die am Hospiz St. Christopher lernen und arbeiten.

Im Erdgeschoß des Hauptgebäudes sind die Ambulanz und die Kapelle untergebracht. Überquert man den Rasen, kommt man an einem privaten Wohnhaus vorbei zu dem Studienzentrum mit Bibliothek, Buchhandlung, Seminarräumen und einem kleinen Hörsaal für Filme, Vorträge und besondere Vorführungen. Es gibt hier auch eine Modellstation, die für die Patientenpflege genauso wie die Stationen im Hauptgebäude eingerichtet ist, in der Studenten die Technik der Hospiz-Versorgung erlernen können, indem sie einmal den Kranken und einmal den Pfleger spielen. Auf dem Gelände leben Studenten sowie langjährige Mitarbeiter mit ihren Familien, einige in einem Studentenheim hinter dem Studienzentrum, andere in einem Wohnblock ganz in der Nähe. Für einen neu ankommenden freiwilligen Helfer ist es zunächst schwierig herauszufinden, wer nun Arzt, Krankenschwester, Sozialarbeiter, Student, Psychiater, Verwaltungsangestellter oder Sekretär ist; selbst auf den Stationen ist es nicht immer einfach, auf den ersten Blick Kranke und Gesunde zu unterscheiden. St. Christopher ist in erster Linie eine Gemeinschaft; es erinnert sehr an eine Dorfgemeinschaft. In dem etwas erhöht gelegenen Sydenham ist die Luft kühler und frischer als im Zentrum Londons. Über Nacht hat ein leichter, trockener Schneefall das Gelände überzogen, so daß das Hauptgebäude mit seinen großen Glasflächen durch das reflektierende Weiß innen strahlend hell wirkt. Überall sieht man große Ölgemälde in glühenden, kräftigen Farben: Arbeiten des polnischen Künstlers Marian Bohusz, einem Freund von St. Christopher.

Draußen ist es unwirtlich, aber drinnen herrscht eine gemütliche Atmosphäre: Schnee wird von den Stiefeln abgeklopft, Lachen und das Geklapper aus der Küche schwirren in der Luft, es riecht nach Fleischbrühe und Reis, frischgebackenem Brot und Gulasch. Im großen Speisesaal, abgegrenzt durch Glastüren, die in den Garten hinausführen, sind ein paar blaugekleidete Krankenschwestern schon fast mit ihrem Mittagessen fertig; eine von ihnen schaut gedankenverloren in den

Schnee hinaus. An einem Tisch nahe der Eingangstüre sammeln sich die Frauen und Männer vom Drapers'-Flügel, einige am Arm von Besuchern oder rosa gekleideten Helfern, andere stehen plaudernd in Grüppchen zusammen, einige sitzen im Rollstuhl. Diese älteren Leute, gebrechlich und ohne eigene Familie, die ihnen helfen könnte, leben in sechzehn Einzimmer-Appartements, die von einer seit dem Mittelalter bestehenden Organisation gestiftet wurden, der Drapers' Company (Zunft der Tuchhändler). Wenn sie krank werden oder trotz Unterstützung nicht mehr selbständig leben können, steht ihnen die volle Hospizpflege zur Verfügung, solange sie sie benötigen.

Ein quicklebendiges Rudel von Kindern kommt nun herein, sie platzen fast vor Lachen und halten sich die Hände vor den Mund. Jemand fragt sie, was denn so lustig sei, aber sie wollen es nicht verraten. Die Hausmutter* eilt herbei in ihrer grauen Uniform mit der silbernen, heraldischen Gürtelschnalle: Miss Helen Willams, die in Deutschland als Pflegedienstleiterin bezeichnet werden würde. Dr. Cicely Saunders, hochgewachsen und ein Lächeln auf den Lippen, geht durch den Raum, bleibt hier und dort kurz stehen, redet mit einer jungen Frau, offenbar einer Ärztin, dann mit einem älteren Herrn (Bewohner oder Angehöriger eines Patienten?); schließlich erhält sie an der Essensausgabe ihre Mahlzeit, spricht aber noch eine ganze Weile mit einer Küchenhilfe, die wohl ein besonderes Anliegen auf dem Herzen hat.

Jetzt ist es heraus! Das Gekicher der Kinder gilt den Haaren von George. Sobald der fünfjährige Junge seine Mütze abnimmt, stehen seine feinen, hellblonden Haare elektrisiert in alle Richtungen ab und verursachen eine leichte Hysterie unter den Kindern seiner Altersgruppe. Mit einem schmollenden Gesicht lehnt sich George an den Rollstuhl einer Dame, die nur ein bißchen größer als er zu sein scheint, obwohl sie mehr als 90

* In Anlehnung an engl. »matron« ist die Übersetzung »Hausmutter« gewählt worden; gemeint ist damit aber immer die *Pflegedienstleiterin* beziehungsweise *Leitende Krankenschwester*.

Jahre alt ist. Sie murmelt ein paar tröstende Worte und versucht, mit ihrer gekrümmten, arthritischen Hand sein Haar zu glätten. Eine junge Verwaltungsangestellte kommt hinzu und zieht einen feuchten Kamm hervor, der den »Stein des Anstoßes« endgültig beseitigt. Es stellt sich heraus, daß diese Angestellte die Mutter von George ist. Seit Jahren arbeitet sie im Hospiz, kann aber jeden Mittag mit ihrem Sohn zusammen essen; er erledigt seinerseits Botengänge für sie und sorgt dafür, daß in ihrer Schreibtischschublade Reißnägel und Sicherheitsnadeln nicht durcheinanderkommen. An diesem Nachmittag ist ein gemeinsames weihnachtliches Singen der Kindergartengruppe und der Bewohner des Drapers'-Flügels bei Kuchen und Tee geplant, während die Eltern unter demselben Dach weiterarbeiten.

In der rosa Kleidung der freiwilligen Helfer sitze ich zusammen mit Dr. Saunders, der Hausmutter und einer Gruppe von Ärzten, Krankenschwestern und freiwilligen Helfern an einem langen Tisch. Die Unterhaltung plätschert locker dahin, berührt die kleinen Geheimnisse und Überraschungen des Alltags. Dr. Saunders wird plötzlich ganz still. Sie schaut kurz auf ihren Teller und steht dann mit einer kleinen Entschuldigung vom Tisch auf. Kurz danach kommt sie wieder, plaudert so freundlich wie immer weiter und nennt mir erst später in ihrem Büro den Grund dafür: »Mr. O'Hara ist heute zu uns gekommen«, sagt sie und malt geistesabwesend ein großes, rotschwarzes Ausrufezeichen aufs Schmierpapier, »bisher wurde er bei sich zu Hause von unserem Außendienst betreut.« Sie greift nach einem anderen Stift und malt blau weiter. »Es geht Mr. O'Hara schlecht, sehr schlecht, und ich befürchte, daß er die kommende Nacht nicht überleben wird. Als wir vorhin im Speisesaal so lustig beisamensaßen, bemerkte ich, daß seine Frau, Mrs. O'Hara, hereinkam, und ich wollte nicht, daß sie glaubt, wir hätten kein Gespür für ihre Situation. Deshalb ging ich zu ihr und entschuldigte mich.« Sie legt den blauen Stift weg, nimmt ihn wieder und malt jetzt symmetrische Schleifen neben das Ausrufezeichen. »Mrs. O'Hara ist eine bemerkenswerte Frau«, sagt sie. »Sie hatte manche Schicksalsschläge durchzustehen, aber sie schaffte es mit einem außergewöhnlich starken

Willen. Die O'Haras sind Katholiken.« Nun beschreibt sie jedes Mitglied der Familie mit viel Einfühlungsvermögen: eine Lebensgeschichte, geprägt von Trauer und Kampf, Triumph und Verlust. »Sie war sehr freundlich, als ich vorhin mit ihr sprach, wie nicht anders zu erwarten. Sie sagte nur: ›Aber, das verstehe ich doch, das Leben muß weitergehen...‹ Auf den Fotos, die Sie gerade anschauen, sehen Sie David Tasma, das ist der, der so jung aussieht – er starb 1948 –, und Antoni, ebenfalls ein Pole; und da sehen Sie meine liebe Mrs. G. und Louie, alle waren meine Patienten, meine Lieben, meine Unterstützung. Eigentlich sind Patienten die Begründer von St. Christopher. Angefangen hat es damit, daß ich mit Davids Augen die Vision von diesem Hospiz sah. Er starb auf einer überfüllten chirurgischen Station. Wir sprachen viele Stunden darüber, was er wirklich nötig hätte – nicht allein medizinische Betreuung, sondern jemanden, der sich um seine Person sorgen würde, der für ihn da wäre und ihn so schätzen würde, wie er ist – und er, ein Flüchtling aus dem Warschauer Getto, spendete die ersten 500 Pfund für St. Christopher. Er sagte mir: ›Was in Ihrem Kopf und in Ihrem Herzen ist, möchte ich verwirklichen helfen.‹ Damals wurde mir klar, daß das, was wir brauchen, Heim und Krankenhaus gleichzeitig sein muß, und er sagte: ›Ich will ein Fenster sein in Ihrem Heim.‹ Wir haben hier viele Fenster, wie Sie sehen – oh, ich glaube, wir bekommen heute nachmittag noch mehr Schnee.«

»Während des Krieges ließen Sie sich doch als Krankenschwester ausbilden?« frage ich Dr. Saunders; sie antwortet:

»Ja, ich wurde aber sozusagen als untauglich entlassen – ich habe ein hoffnungslos lädiertes Kreuz, hin und wieder macht es auch jetzt noch Probleme –, und ich mußte deshalb ziemlich lange strikt flach liegen. Da hatte ich genügend Zeit zum Nachdenken. Ich studierte dann Sozialwissenschaften in Oxford, bekam unglaublich schnell einen Kriegsabschluß – lächerlich geradezu –, aber seit dem Erlebnis mit David wußte ich, daß ich noch einmal von vorne anfangen und Medizin studieren mußte. Das dauerte natürlich seine Zeit. Schließlich bekam ich ein Forschungsstipendium des Krankenhauses St. Mary mit Unterstützung des »Sir Halley Stewart Trust« und konnte mit den

Schwestern und Patienten vom Hospiz St. Joseph vor allem an meinen Vorstellungen im Hinblick auf Schmerzkontrolle weiterarbeiten. Ich hatte ja schon einiges als Krankenschwester im Hospiz St. Luke gelernt, wo ich von 1948 bis 1955 auf freiwilliger Basis tätig gewesen war. Es sind nämlich die Krankenschwestern, die am meisten mit den sterbenden Patienten zu tun haben, und deshalb waren sie schon immer führend auf diesem Gebiet. Ich erkannte damals, daß man die übliche ärztliche Verordnung von Schmerzmitteln, nämlich ›nach Bedarf‹, unterschiedlich interpretieren kann; ›nach Bedarf zur Schmerzkontrolle‹ heißt doch, regelmäßig Schmerzmittel zu verabreichen, nicht erst, ›wenn der Patient vor Schmerzen stöhnt‹. Ich gab dem Patienten die Schmerzmittel regelmäßig, und danach war er wie verwandelt.

Als Medizinstudentin lernte ich Mrs. G. kennen und gewann sie lieb. Sie verbrachte die letzten sieben Jahre ihres Lebens im Krankenhaus, verlor zuletzt noch ihr Augenlicht und war fast völlig gelähmt, aber geistig ganz präsent, voller Freude, heiter und an allem interessiert. Sie hatte jeden gern, und wir verbrachten viele Stunden miteinander. Sie starb im Jahre 1961. Das war ein schlimmes Jahr. Mein Vater – ich liebte ihn abgöttisch, wir kämpften um sein Leben –, Mrs. G. und Antoni starben alle in einem Jahr. Das war fast zuviel für mich. Doch bevor ich den einen Schlag überwunden hatte, kam der nächste – es brachte mich völlig durcheinander. Aber immer, wenn es am schlimmsten war, kam Hilfe – durch Gott oder andere Menschen.«

»Sie sind, wie ich weiß, Christin, und St. Christopher ist ein ausgesprochen christliches Haus.«

»Ja. Wir sind hier aber nicht alle Christen, doch unsere Arbeit wird getragen vom christlichen Auftrag. Ich persönlich könnte anders gar nicht arbeiten. Damals, in diesem schlimmen Jahr, blieb ich manchmal auf der Schwelle zu der Station, in der Antoni gestorben war, stehen und dachte, daß ich da einfach nicht mehr hineingehen könnte, weil es so weh tat; und dann schaute ich hoch zum Kruzifix und ließ mich tragen. So konnte ich weitergehen. Ich glaube, in gewissem Sinne helfen wir das Leben derer, die wir lieben, zu vollenden.«

»Antoni?« versuche ich nachzuhaken.

»Ja, vor allem Antoni.« Dr. Saunders lächelt plötzlich so strahlend, daß man Antonis Anwesenheit im Raum zu spüren meint. »Ich sorgte für ihn, das ist selbstverständlich, doch er sagte einmal zu mir, als es dem Ende zuging: ›Sie müssen jetzt gehen – ich muß schließlich auch für Sie sorgen.‹ Als Antoni starb, lächelte er, so als ob er über etwas sehr glücklich wäre. Ich glaube, er fand endlich Antwort auf die vielen Fragen seines Lebens, als er den Gott sah, an den er sein Leben lang felsenfest geglaubt hatte. Und ich bin sicher, er wußte auch, daß ich in der Arbeit, die ich jetzt tue, Trost finden würde. Das Leben geht, wie Sie sehen, in St. Christopher weiter. Mitten im Tod geht es weiter, und oft denke ich mir, das Leben wird einem hier stärker bewußt gemacht, gerade weil der Tod präsent ist. Es gibt ganz unterschiedliche, wichtige Aspekte, wie wir unseren Patienten Heilung bringen können und sie uns. Jemanden heilen heißt nicht immer, eine Krankheit zu kurieren. Manchmal bedeutet Heilung, daß man lernt, für andere zu sorgen, daß man als Familie wieder zusammenfindet, daß man sich aussöhnt und dadurch eben sein Heil findet. Das kann auch heißen, beim Sterben die Schmerzen zu lindern oder jemanden sterben zu lassen, wenn die Zeit dazu gekommen ist. Man muß unterscheiden zwischen Verlängerung des Lebens und Verlängerung des Sterbevorgangs, der so lange währen kann, daß der Patient nur noch ein Zerrbild seiner selbst ist. Hier in St. Christopher bemühen wir uns, den Menschen zu ermöglichen, sie selbst zu sein. Wir halten sie fest, aber nicht krampfhaft; denn manchmal ist die wichtigste Aufgabe im Dienst der Liebe, zu wissen, wie und wann wir uns lösen müssen.

Alle, die hier arbeiten, wissen, daß sie bewußter leben, weil sie anderen helfen; und mehr noch, weil Menschen, die sich ihrem Lebensende nähern, anderen soviel über das Wesen von Beziehungen und über den Sinn des Lebens zeigen können. Sie lassen ihre Masken fallen und regen sich nicht länger über Belangloses auf. Die meisten von uns hetzen durch den Tag und halten nie inne, um über irgend etwas zu staunen; wenn wir es hin und wieder doch schaffen, etwas Abstand zu gewinnen und, wie die Sterbenden, das Leben als Ganzes zu betrachten, dann beginnen wir zu verstehen, daß wunderbare Dinge geschehen.

Wir lernen zum Beispiel, daß Zeit an sich keine Konstante ist. Eine Stunde beim Zahnarzt dauert eine halbe Ewigkeit, aber eine Stunde mit jemandem, den wir lieben, fliegt nur so vorüber. Und nach einer gewissen Zeit ist beides für uns Vergangenheit. Die Stunde mit Angst und Schmerzen ist vergessen. Was für immer im Gedächtnis bleibt, ist die Stunde der Liebe.«

Es klopft an der Tür, und ein Fernsehproduzent wird hereingelassen. Wir machen uns bekannt, und ich erfahre, daß er einen Dokumentarfilm über das Hospiz St. Christopher vorbereitet. Im gleichen Augenblick klingelt das Telefon, verschiedene Angestellte kommen mit Papieren und Fragen. Wenn sich Cicely Saunders in einem kleinen Raum erhebt, so ist das ein Ereignis. Nicht daß sie einen mit ihren Körpermaßen beeindruckt; sie ist eigentlich nicht außergewöhnlich groß, und sie ist schlank. Der starke Eindruck, den ihre Erscheinung hinterläßt, beruht zum großen Teil auf Kontrasten und Überraschungen: graue Haare, lebhafte Augen; sie trägt heute ein smaragdgrünes Kleid mit einer goldenen Halskette, darüber den weißen Arztkittel mit einem einfachen Namensschild. Wenn sie über die Vergangenheit sinniert und dabei auch auf Ereignisse zu sprechen kommt, die sicher sehr schmerzlich waren, vermittelt sie doch gleichzeitig eine ruhige und heitere Zuversicht, die ansteckend wirkt. Im Moment glaubt man noch, sie müßte unendlich viel Zeit haben und keine Hetze kennen. Doch kaum wird sie von irgendeinem aktuellen Problem gefordert, zeigt sich sofort ihr kämpferischer Geist, ihre Fähigkeit, Unwichtiges zu entlarven und mit Schwung und Elan direkt den Kern des Problem anzugehen – eine Frau, die es gelernt hat (oder ist es angeboren?), ihren Mann zu stehen, ohne an Feingefühl oder weiblichem Charme zu verlieren. Sie geht sicher sehr weit, um wunde Punkte anderer zu schützen, doch wenn es um ihre leidenschaftliche Liebe, das Hospiz, geht – wie jetzt bei den Verhandlungen mit den Medien –, dann kann man ein Feuer erkennen, an dem man sich die Hände verbrennen könnte. Nach einer 20minütigen Diskussion hängt der Produzent erschöpft in seinem Stuhl. »Entweder machen Sie es richtig oder gar nicht«, erklärt sie ihm mit einem strahlenden, aber bestimmten Lächeln. Er nickt erschöpft. Es wird richtig gemacht!

Auf den Gängen ist es ruhig am späten Nachmittag, der graue Himmel draußen hat sich verfinstert. Ich hatte gehofft, Mrs. O'Hara zu treffen, werde aber statt dessen von der Küchenmannschaft in Beschlag genommen – ein eingeschworener Haufen, bei dem alles ruckzuck geht; erbarmungslos in bezug auf absolute Sauberkeit; darauf pochend, daß ich das Essen *jetzt* den Patienten bringen muß, solange es noch heiß ist und dampft, nicht nächste Woche. »Nein, nein, nicht dorthin«, wird mir beschieden, »in den Schweinekübel mit dem Zeug, meine Liebe!«

»Schweinekübel?« frage ich und erhalte die Antwort:

»Nichts geht zurück nach unten in die Küche, ob es angebrochen wurde oder nicht, nicht einmal eine verschlossene Flasche. Kommt nicht in Frage. Wegen der Bakterien. Das wäre doch nicht sauber.«

»Ja, aber gibt's denn irgendwo ein echtes Schwein?« lautet meine erstaunte Frage.

»O ja, wir haben eine Absprache mit einem Bauern. Der holt sich die Abfälle. Und wenn Sie damit fertig sind, putzen Sie doch bitte die Töpfe, auch von unten. Nicht so. Hier, mit dem. Das muß richtig gemacht werden.«

Ich putze die Töpfe auch von unten.

Gesichter auf der Station. Eine ältere Frau in einem blaßblauen Kleid und einem Schal sitzt in einem Sessel, die Hände im Schoß gefaltet. Mrs. O'Hara? Ein junges Mädchen, aufrecht im Bett sitzend in ihrem hübschen Morgenmantel, rollt sich die schwarzen Haare ein, während sie im Fernsehen Ballett anschaut. Ein riesiger Mann im Regenmantel kommt schwerfällig den Korridor entlang – vielleicht Vater oder Bruder eines Patienten? Aber er beugt sich vor, um mit der Stirn den Liftknopf zu drücken und pfeift beim Warten eine Melodie, zu der sein Fuß den Takt schlägt, während seine Arme leblos herunterhängen.

Kein Telefonklingeln, kein elektrischer Türöffner, kein Lautsprecher, der Ärzte ausruft. Kein Geruch von antiseptischen Putzmitteln, obwohl alles fleckenlos sauber und der Boden unter unseren Füßen auf Hochglanz poliert ist. Kein Zeichen von Krankheit, keine angsterregenden Maschinen, keine intravenösen Infusionen mit blinkenden Kontrollämpchen. Niemand jammert oder stöhnt vor Schmerzen. Laut Statistik ist pro Patient eine Krankenschwester angestellt, aber wenn man sich so umsieht, gewinnt man den Eindruck, daß es weit mehr sein müssen, soviele Menschen in Berufs- oder Straßenkleidung sitzen bei den Patienten, schauen vorbei und reden mit ihnen. Niemand scheint es eilig zu haben. Um ein Bett sind die Vorhänge zugezogen, und ich kann die Füße von drei Schwestern und Ärzten darunter sehen, die sich gleichzeitig um einen Patienten kümmern. Eine zerbrechlich wirkende alte Dame sitzt in ihrem Lehnstuhl neben dem Bett, während eine Ärztin im weißen Kittel, ein Stethoskop in der Tasche, erschöpft ans Bett gelehnt danebensteht. Sie plaudern eine Weile miteinander, dann richtet die Ärztin sich auf und hilft der Patientin zurück unter die Bettdecke. »Das ist der einzige Ort, den ich kenne«, erzählt mir Dr. Gillian Ford später, »wo sich die Patienten laufend danach erkundigen, wie es einem selbst geht. Ich sagte ihr, daß es mir heute recht schlecht geht, und sie war daraufhin sehr freundlich zu mir.«

Azaleen, Farne, Chrysanthemen, Alpenveilchen. Zwei Einzelzimmer, jeweils am Ende eines Ganges, vier Betten in jeder der geräumigen und luftigen Nischen, jedes mit Vorhängen, die rundherum zugezogen werden können, und dazu eigenes Mobiliar – Tische, Stühle, Sessel – sowie Fotos, Karten, Bücher. Bunte Bettdecken, gestrickte Tagesdecken und viele Kissen auf jedem Bett. Frische weiße und weiche Leintücher. Briefe, Zeitungen, Zigaretten, Lampen, Obstkörbchen. Eine Flasche Portwein und zwei Gläser. Eine fünfköpfige Familie geht vorbei, hinterdrein an der Leine trottet brav ein kleiner grauer, nicht identifizierbarer Hund. Neben dem Bett einer älteren Frau im rosa Nachthemd hockt im Lehnstuhl zusammengekauert ein kleines Mädchen, liest in einem Comic-Heft und lutscht am Daumen. »Hast du's immer noch nicht abgelutscht?« fragt die alte Dame amüsiert. Das kleine Mädchen nimmt den Daumen aus dem Mund und sagt in aller Seelenruhe ohne aufzuschauen: »Geh weg, Oma.« Die Oma schmunzelt zu mir herüber. »Manche sind mit einer süßeren Zunge auf die Welt gekommen als andere«, meint sie. »Das habe ich schon immer gesagt. Manche müssen jahrelang an ihrem Daumen arbeiten, um den Honig herunterzubekommen.« Sie kichert vergnügt in sich hinein. Mit den dunklen, eingesunkenen Augen ähnelt ihr Kopf einem Totenschädel. »Was steht denn in dem Heft, Liebling?« fragt sie. »Nichts«, antwortet das Mädchen. Die Oma lacht wieder. »Was habe ich gesagt? Gar nichts im Heft, wie? Also will sie doch nur den Honig vom Daumen lutschen!«

Im Bett gegenüber liegt bewegungslos eine Frau – jung? alt? Vielleicht um die vierzig. Ihr blaßblondes Haar durchziehen Silbersträhnen, und ihre Haut, weiß und fein, fast durchsichtig, schimmert im Licht der Bettlampe wie milchiges Glas, erinnert an Perlmutt. Als ich sie leise anspreche, dreht sie ihren Kopf etwas zu mir und lächelt mich aus großen, blauvioletten Augen an, ein Willkommensgruß, ohne zu fragen. Sie sagt, sie fühle sich recht wohl, nur heute ziemlich müde, aber sie wäre gerade ein paar Tage daheim gewesen und ruhe sich jetzt aus, um Kräfte zu sammeln, damit sie zu Weihnachten wieder heimkönne. Sie seufzt ein wenig, lächelt verträumt, flüstert etwas, das ich nicht verstehen kann; dann schläft sie ein, während ich neben ihr sitze und ihre Hand halte, so zart und leicht, daß ich glaube, eine Blume zu halten oder ein Blatt oder nur die Erinnerung an eine menschliche Hand.

Im schwachbeleuchteten Gang vor der nächsten Station steht Dr. Thomas West, stellvertretender Medizinischer Direktor des Hospizes. Da ich viele seiner Artikel über Tod und Sterben und über St. Christopher in medizinischen Zeitschriften gelesen habe, erkenne ich ihn von den dort abgebildeten Fotos sofort. Ich bin nicht überrascht, daß seine Stimme und sein Äußeres den Charme und das Einfühlungsvermögen seines ganzen Wesens widerspiegeln. Seine Aufmerksamkeit gilt gerade einer Frau, der man ansieht, daß sie großen Kummer hat; er spricht nur wenig und hört aufmerksam ihren stockenden Worten zu. Ja, dies ist Mrs. O'Hara. Ihr Mann liegt im Bett daneben, gleich im ersten Zimmer auf der Station. Er ist bewußtlos, ausgemergelt, liegt zusammengerollt auf einer Seite wie ein schlafendes Kind. Seine Haut hat eine stumpfe, grün-graue Farbe, ein- bis zweimal in der Minute holt er Atem. Zwei erwachsene Söhne und eine junge Frau sitzen mit einer Krankenschwester um das Bett und wachen still bei ihm.

»Sie taten genau das Richtige, Mrs. O'Hara«, sagt Dr. West ganz sanft. »Er gehört jetzt hierher zu uns, und auch Sie und die ganze restliche Familie.«

Das Gesicht von Mrs. O'Hara ist vom Kummer gezeichnet. Kein Schutzpanzer, kein Abwehren. Tränen treten ihr in die Augen, als sie langsam, wie in Trance, nach Worten sucht.

»Es ging ihm lange Zeit schon wieder so gut. Ich weiß es doch. Ich blieb extra zu Hause und schaute darauf, daß er genügend aß. Er nahm sogar zu.«

»Sie haben gute Arbeit geleistet, Mrs. O'Hara, wunderbare Arbeit. Niemand in der Welt hätte es besser machen können.«

Sie sieht meine rosa Kleidung, wendet sich mir zu und nimmt meine Hand, als ob sie mich beruhigen wollte. »Die Menchen hier haben uns soviel geholfen, wissen Sie, im anderen Krankenhaus sagte man mir, daß er nur noch drei Monate zu leben hätte, aber als er heimkam, ging es ihm soviel besser.«

»Neun Monate lang, nicht wahr?« wirft Dr. West ein.

»Ja. Und er freute sich so über unsere Ausflüge. Vor einer Woche waren wir in Dorset, wo er geboren wurde, und er sah das alte Haus wieder, an das er sich noch erinnern konnte. Erst letzte Woche feierten wir seinen Geburtstag, und er war so glücklich. Er hatte nie Schmerzen, seitdem er von hier aus betreut wurde; er bekam diese Medizin – Sie wissen schon, den blauen Sirup –, stand wieder auf und begann, im Haus herumzugehen. Aber gestern in der Frühe fing es wieder an, und zwar so schlimm, daß ich wußte, diesmal ist seine Zeit gekommen.«

»Und dann baten Sie uns um Hilfe, das war genau das Richtige. Sie wußten ja, daß Sie hier einen Platz für Ihren Mann finden, wann immer Sie ihn brauchen.«

»Ja, und es hat mich so belastet, es lag wie Blei auf meinen Schultern. Doch als wir kamen, konnte ich es an der Tür abschütteln. Jetzt ist er gut aufgehoben. Der Pfarrer kam schon zweimal zu ihm, doch ich bin heute leider nicht in die Messe gegangen.«

»Dann eben morgen«, sagt Dr. West ruhig, während er seinen Arm um ihre Schultern legt; dann gehen sie gemeinsam zum Bett; Mrs. O'Hara ist eine außergewöhnliche Frau, die gut mit allem zurechtkommt. Dr. West kümmert sich jedoch genauso um solche Angehörige, die in weit geringerem Maße dazu fähig sind. »Je weniger Voraussetzungen eine Familie mitzubringen scheint, um so großartiger ist es eigentlich, daß sie so etwas überhaupt durchsteht«, bemerkt er später.

Seit mehr als zwei Jahren leidet Mr. O'Hara an Magenkrebs, der sich trotz radikalem chirurgischem Vorgehen und einer radiotherapeutischen Behandlung auf das gesamte Verdauungssystem ausgebreitet hat. Er wurde zu Haus vom Außenteam und von Krankenschwestern der Gemeinde betreut, welche Anweisungen vom Hospiz St. Christopher erhielten. Mit Hilfe des »blauen Sirups«, den er rund um die Uhr alle vier Stunden einnahm, fühlte er sich wohl und konnte weiterhin aktiv leben.

Nach einer massiven inneren Blutung glitt er dann immer tiefer in eine Bewußtlosigkeit hinein; sein Tod steht nun bevor. Nach seinem Eintreffen im Hospiz wurde er gewaschen, sauber angezogen und ins Bett gelegt. Er erhielt seine üblichen Schmerzmittel mittels Spritzen und einer intramuskulären Injektion von 0,4 mg Hyoscin, um übermäßig starke Sekretionen abzuschwächen, welche sich sonst bei einem sterbenden Patienten ansammeln würden. So wird verhindert, daß er durch das dauernde Hochwürgen eigener Sekrete gequält wird oder daß die Angehörigen, die bei ihm sind und mit ihm warten, durch das »Todesrasseln« gepeinigt werden.

Die Vorhänge um Mr. O'Haras Bett sind nicht zugezogen; das Leben auf der Station nimmt seinen gewohnten Lauf. Die Schwestern gehen vorbei, leise zwar, aber nicht mit abgewandtem Gesicht. Seit Stunden ist Dr. Saunders jetzt schon unterwegs auf ihrer Visite durch die Stationen und bespricht Einzelheiten der medizinischen Versorgung mit den Patienten. Nun bleibt sie einen Moment ruhig bei Mrs. O'Hara stehen, spricht ein paar Worte mit der Schwester und faßt, bevor sie weitergeht, noch beide Söhne voller Güte am Arm. Die meisten Patienten auf der Station schlafen jetzt, auch ein älterer Herr, der es offensichtlich vorzieht, im Lehnstuhl sitzend zu schlafen, mit der Bettdecke über den Knien. Die Zeit streicht vorbei. Hinter der dunklen Fensterscheibe wirbeln die Schneeflocken wie Federn, werden vom Wind hochgehoben und aus dem Licht wieder ins Weite entführt. Hin und wieder beugt sich Mrs. O'Hara vor, um die Haare auf der Stirn ihres Mannes glattzustreichen. Die Zeit zwischen seinen Atemzügen ist nun sehr lang, als ob er mit dem Ausmessen seiner eigenen Stille so beschäftigt ist, daß der gelegentliche Atemzug eine unwillkommene Unterbrechung wäre, ein überflüssiges Satzzeichen im Fluß seiner ganz privaten Meditation.

Zeit. Ich drücke meine Stirn an die kühle Fensterscheibe, und das Glas beschlägt von meinem Atem. Wieder weiß ich nicht, wie spät es ist. Ein Auto fährt vorbei, geräuschlos im Schnee, mit suchenden Scheinwerfern. Als ich mich umdrehe, sehe ich, daß die Krankenschwester Mr. O'Hara den Puls fühlt, und plötzlich streckt Mrs. O'Hara die Arme nach der Krankenschwester aus und umarmt sie schweigend. Eine Zeitlang sitzen die beiden Frauen so dicht beieinander. Mr. O'Hara sieht unverändert aus. Der einzige Unterschied ist, daß er sich jetzt nicht mehr anstrengt, um zu atmen.

Die Schwester kniet sich neben dem Bett nieder und mit ihr die ganze Familie. In dieser Situation werden einfache, überlieferte Gebete für jeden Patienten in St. Christopher gesprochen. Laut Dr. Saunders gibt es nur wenige Familien, die das Angebot dieser Empfehlung in Gottes Hände nicht annehmen wollen. Mrs. O'Hara hält eine Hand ihres toten Mannes zwischen den ihren und lehnt ihren Kopf daran, während sie beten. Es ist nicht wie Schlaf, denke ich, es ist etwas anderes. Gute Fahrt, Pilger!

»So möchte ich auch hinübergehen«, sagte mir Mr. Pippin am nächsten Morgen. »Sanft und friedlich. Nicht daß ich schon bereit dazu wäre, glauben Sie das nicht, denn ich habe viele kommen und gehen sehen und bin immer noch in bester Laune. Ja, er hatte tatsächlich einen schönen und angenehmen Abschied.«

Mr. Pippin ist der große rundliche Mann, der im Gang die Melodie des Songs »Believe Me If All Those Endearing Young Charms« zu pfeifen pflegt, wie sich das für einen echten Iren gehört. Er kann seine Arme nicht bewegen, deshalb binde ich ihm seine Fliege um, während er mir von dem Musical erzählt, das er sich an diesem Nachmittag in London anschauen will. Eine freiwillige Helferin holt ihn mit dem Auto ab. »Fährt wie verrückt«, man hört die Vorfreude heraus, »sie wird wohl nicht einmal eine halbe Stunde brauchen.«

Mr. Pippins Wirbelsäule ist völlig von Krebs befallen; allerdings ignoriert er die Rolle des Patienten und ist statt dessen zum Generalinspektor, Ombudsman und zur Stimmungskanone für alle geworden. Wenn ein Patient nach dem Frühstück schnell einen Spucknapf braucht, dann ist es Mr. Pippin, der dem neuen Helfer genau erklärt, wo dieser zu finden ist. Er sieht es dann als seine Aufgabe an, dafür zu sorgen, daß der Patient nicht voller Selbstmitleid herumsitzt, weil ihm Toast und Tee wieder hochgekommen sind. Wenn sich zwei Schwestern beim morgendlichen Bettenmachen in die Haare geraten, erscheint auf der Stelle Mr. Pippin, um ihnen zu sagen, sie sähen beide heute hübscher aus als je zuvor, und er könnte nicht sagen, welche von beiden er wählen würde.

Von Tag zu Tag aber wird sein schwerer Körper hilfloser und nutzloser, weswegen er ihm immer weniger Beachtung schenkt. Er mag ihn schon – bewundert seinen Bart im Spiegel, versunken in einer Art Familienstolz –, doch je schwerfälliger die Beine werden, desto beschwingter ist Mr. Pippin, läßt sich nicht niederdrücken von seinem gesundheitlichen Zustand, der ihm auch nicht peinlich ist. Eines Tages wird es ohne Zweifel heißen, daß ihm die Verwandlung in etwas Feineres und Zarteres gelungen ist und er mit einem letzten Schmunzeln und Augenzwinkern für diese Welt aus seinem Kokon geschlüpft ist.

Die Unterhaltung im Aufenthaltsraum der Schwestern dreht sich stets um die eigene Müdigkeit. Außerdem spricht man über die Lebensmittelpreise in London, wie schwer es ist, das Rauchen aufzugeben und über den Mann einer Patientin, der nicht zulassen will, daß die Zwillingstöchter, sieben Jahre alt, ihre Mutter besuchen, die im Sterben liegt. Die Sozialarbeiterin, der Psychiater, Dr. Saunders selbst, so glaubt man zu wissen, haben versucht, diesem Mann zu helfen, damit er seine Situation besser bewältigen kann, aber nichts hat genützt. Er möchte nicht, daß seine Töchter etwas »Häßliches« sehen, und ist felsenfest davon überzeugt, daß sie das schmerzliche Erlebnis, aus für sie unverständlichen Gründen von der Mutter verlassen zu werden, so besser vergessen werden. Die Schwestern sind wütend und hacken auf diesem Mann herum, der immer schlechter wegkommt, je länger über ihn hergezogen wird. In ihren Reden scheint sich eine allgemeine Frustration zu entladen, die Mühsal, so engagiert, wie es diese Frauen offensichtlich tun, für Patienten zu sorgen, die sterben. »Nimmt diese Arbeit einen denn nicht sehr mit?« frage ich.

»Natürlich setzt es einem zu«, antwortet eine Krankenschwester. »Und doch ist es zugleich eine unglaublich befriedigende Tätigkeit, was man zunächst gar nicht glaubt. Wenn wir so herumnörgeln, dann eigentlich eher, weil wir etwas zum Herumnörgeln brauchen. Aber wir wissen, daß wir hier Schmerzen beseitigen können, die andernorts nicht kontrollierbar waren. Wir sehen, in welch einem schlimmen Zustand die Patienten zu uns kommen, viele in Agonie, einige mit wundgelegenen Stellen und eiternden Wunden. Wir bringen das alles in Ordnung. Wir sorgen dafür, daß die Kranken sich wohl fühlen, keine Schmerzen mehr spüren, daß sie essen, oft auch wieder selbständig (viele hingen vorher an Infusionen), und daß sie sich im Bett aufsetzen, manchmal sogar aufstehen und wieder herumgehen können, auch wenn niemand geglaubt hätte, daß das jemals wieder möglich wäre. Unsere wichtigste Aufgabe besteht darin, sie wieder in ihre Familien zu integrieren. Manche Patienten gehen heim und kommen dann einmal in der Woche am Donnerstag hierher in die Sprechstunde. Die meisten können wenigstens von hier aus Besuche machen, und diese Erfolgserlebnisse stellen eben die positive Seite an unserer Arbeit dar. Wir werden hier auch gut bezahlt, die Gehälter entsprechen denen, die vom National

Health Service * gezahlt werden, und das für eine Arbeit, die in vielerlei Hinsicht nicht so hart ist, weil uns mehr Zeit zur Verfügung steht. Die Tätigkeit ist dann frustrierend – und das ist eine negative Seite dieser Arbeit hier –, wenn mehrere Schwerstkranke auf einmal eingeliefert werden und wenn dann viele von ihnen sterben, bevor wir etwas für sie tun konnten. Kürzlich gab es so eine Zeit, einen »schwarzen Tag« im Sommer, als es so unerträglich heiß war. Wenn die Patienten kurz nach der Einweisung sterben – wie Mr. O'Hara –, dann dient unsere Hilfe eigentlich vornehmlich der Familie, für die der Tod an Schrekken verliert, weil wir dabei sind. Wir haben auch weiterhin dadurch Kontakt zu Mrs. O'Hara und der restlichen Familie, daß sie zu unserem Treffen am Montagabend kommen können. Aber das Schwierigste ist, daß man zum einen oder anderen Patienten eine sehr enge Beziehung aufbaut, besonders zu den jüngeren, wie Mrs. Preston, die erst letzte Woche hier konfirmiert wurde. Einmal in der Woche treffen wir uns mit anderen Mitarbeitern und einmal im Monat mit Dr. Colin Murray Parkes (ein Psychiater, der viel über Trauer und Verlust veröffentlicht hat). In diesen Sitzungen können wir eine Reihe von Problemen lösen. Einige von uns gehen auch einmal in die Kapelle und weinen sich aus. Und natürlich gibt es auch unter uns Spannungen und Auseinandersetzungen; die Gruppe muß eben manchmal als Blitzableiter dienen. Aber die Ärzte ebenso wie die Hausmutter wissen, wie wir uns fühlen, denn ihnen geht es genauso. Wir sitzen alle in einem Boot, und wir sind eine Mannschaft, die zusammenhält, das ist die Hauptsache.«

Ich frage eine Schwester: »Sie würden also nicht lieber woanders arbeiten?«

Sie sagt: »Nein, seitdem ich hier mitgemacht habe, nicht mehr.«

* Das seit 1948 bestehende nationale Gesundheitswesen in Großbritannien, das aus Steuermitteln finanziert wird; Anm. d. Übers.

Es gibt eine Fülle von Besprechungen und Sitzungen, in denen die verschiedenen Tätigkeiten in St. Christopher geplant werden: Personal- und Stationsbesprechungen, die ärztlichen Stationsrunden, die hier ebenfalls den Charakter einer Besprechung haben; Treffen der Bewohner, Ausschußsitzungen, Zusammenkunft der Angehörigen der verstorbenen Patienten und Besprechungen, in denen die Verbindungen der einzelnen Gruppen untereinander gepflegt werden, so daß sie nicht, wie in manch anderer Institution, nebeneinanderherlaufen, ohne daß die eine etwas von der anderen weiß. Ein Donnerstag-Treff ist für Patienten und Personal eingerichtet worden; auch die gerade im Haus tätigen Handwerker werden dazu eingeladen. Nach der Morgenandacht, an der teilnimmt, wer möchte, findet im Aufnahmebüro regelmäßig eine der wichtigsten Besprechungen des Tages statt. Dabei werden die Prinzipien des Hospizes täglich auf die Probe gestellt, und dieses ständige Ringen darum zeigt manchmal mit erschreckender Deutlichkeit, wie schwierig und heikel die Aufgabe ist, die sich St. Christopher gestellt hat.

Der kleine Raum ist so vollgestopft mit Schreibtischen, Aktenschränken und Unterlagen, daß wir zu sechst kaum darin Platz finden. Es geht um die Anträge zur Aufnahme, die an das Hospiz geschickt wurden. Die Hausmutter ist anwesend, die Aufnahmesekretärin, ihr Assistent, die leitende Sozialarbeiterin und eine Vertreterin des Außendienstes. Jeder einzelne Fall, einer nach dem anderen, wird aufgrund des Berichts des behandelnden Arztes durchgesprochen. Der Bericht enthält nicht nur medizinische Informationen, sondern auch geographische Gegebenheiten, familiäre Beziehungen, Lebensgewohnheiten, den derzeitigen psychischen Zustand und persönliche Probleme, die vielleicht im Laufe der Krankheit entstanden sind. Fast alle haben Krebs.

Wie werden sie ausgewählt? Unter sechs Anträgen, die ungefähr pro Tag eintreffen, wird etwa nur die Hälfte in die nähere Auswahl gezogen. Dabei geht es darum, ob Schmerzen vorhanden sind; nicht hin und wieder auftretende oder einfach in den Griff zu bekommende Schmerzen, sondern ein chronischer Schmerz, der den Kranken zu überwältigen droht. Auch andere Beschwerden, die trotz ärztlichen Bemühens fortbestehen, werden genau untersucht. Auch sollte der Patient eine Lebenserwartung von mehr als nur Stunden oder Tagen haben und Verwandte oder Freunde besitzen, die in der näheren Umgebung des Hospizes leben, so daß Besuche möglich sind. Oft kommt eine Anfrage, ob denn nicht wenigstens der Außendienst den Patienten übernehmen könnte. Doch diese Frage ist insofern problematisch, als angenommen wird, daß für jeden, der daheim betreut wird, bei Bedarf ein Platz im Hospiz bereitgestellt wird, und das kann eben nicht grundsätzlich garantiert werden.

Mrs. Smith, deren Fall jetzt zur Diskussion steht, liegt bereits in einem anderen Krankenhaus. Seit Monaten leidet sie an verheerenden Schmerzen, Atemnot und anderen Komplikationen wegen unheilbarem Lungenkrebs. Sie ist sehr niedergedrückt und, wenn sie bei Bewußtsein ist, hysterisch. Ihre Lebenserwartung beträgt Tage, vielleicht auch nur Stunden. Ihr Arzt, der sich heute zum erstenmal an das Hospiz St. Christopher wendet, erwartet einen umgehenden Telefonanruf und die sofortige Aufnahme der Patientin.

Die Ausschuß-Mitglieder sehen sich betroffen an. Die Sozialarbeiterin rutscht unruhig auf ihrem Stuhl herum und spielt geistesabwesend mit ihrem langen Haar, das Gesicht der Mitarbeiterin des Außenteams wird bleich und hart, sie beißt sich auf die Lippen, und die Hausmutter, wie immer kerzengerade in ihrer fleckenlosen Kleidung mit der spiegelblanken Silberschnalle, schaut drein, als wollte sie Feuer speien. Die Agonie von Mrs. Smith schwebt allen alptraumartig vor Augen. »Wir können es nicht tun«, sagt die Hausmutter, »nein, wir können einfach nicht.« Das Hospiz hat nur 54 Betten. Alle sind momentan entweder belegt oder bereits an jemanden vergeben, dessen Fall in den letzten Tagen und Wochen vom Hospiz nach reiflicher Überlegung übernommen worden ist. St. Christopher ist ein Haus des Lebens und des bewußten, friedlichen Übergangs seiner Pilger; seine Integrität als Hospiz beruht auf seiner Stabilität als Gemeinschaft. Der Zeitabschnitt des Übergangs verlangt ärztliche und pflegerische Erfahrung, Zuneigung, Intelligenz, Glauben, Kooperation, harte Arbeit. Man beschließt, mit dem Arzt von Mrs. Smith zu reden und ihm Informationen zu vermitteln, von denen er hoffentlich genauso wie seine jetzigen und zukünftigen Patienten profitieren wird.

Man beschäftigt sich nun mit den restlichen Anträgen. Jeder einzelne wird beantwortet, wobei immer irgendeine Art der Beratung oder Hilfestellung angeboten wird, weil sich diese Gruppe ernsthaft über jeden Fall Gedanken macht. Schließlich springt die Hausmutter auf und ruft: »Ja! Ja, das klingt, als ob dies ein Fall für uns wäre. Wirklich, ich bin überzeugt, wir können ihr helfen.« Sie strahlt wie ein Kind, das gerade das allerschönste Osterei gefunden hat. »Schaut mal, diese hier – Mrs. Green –, zu Weihnachten möchte sie noch zu Hause sein, dann ist sie bereit, ein bißchen bei uns zu bleiben. Ihre Familie lebt ganz in der Nähe, gute Busverbindungen, eine Lebenserwartung von einigen Monaten, braucht etwas für den Appetit, halb gelähmt, verängstigt und niedergeschlagen, Schmerz nimmt jetzt immer mehr zu – o ja, wir können ihr helfen. Ein tadelloser und sachverständiger Bericht von ihrem Hausarzt; er versteht, worum es uns in St. Christopher geht. Gut, Mrs. Green.«

Die finanzielle Seite wird bei diesem Auswahlverfahren überhaupt nicht erwähnt. St. Christopher wurde 1967 als gemeinnützige Einrichtung gegründet, und obwohl derzeit etwa drei Viertel der Betriebskosten im stationären Bereich vom Nationalen Gesundheitswesen getragen werden, müssen die restlichen Kosten und Rücklagen ausschließlich durch Spenden finanziert werden. Öffentliche Spendenaufrufe werden nicht durchgeführt. Familien und Freunde, die das Hospiz schätzen, kommen für den Hauptteil der Zahlungsverpflichtungen auf. Es gab schon Momente der Verzweiflung, als es zunächst so aussah, als ob das jährliche Budget unmöglich ausreichen würde. Bisher halfen aber immer die Spenden oder verbesserte Verhandlungsergebnisse bei staatlichen Zuschüssen über solche Notsituationen hinweg – und noch nie wurde ein Patient von der Schwelle des Hospizes gewiesen, weil er kein Geld hatte.

Wäre Geld ein Auswahlkriterium, dann wäre die Frau, die

wir Lillian Preston nennen wollen, abgewiesen worden. Die Namen und persönlichen Angaben und Merkmale der hier erwähnten Patienten sind selbstverständlich abgeändert worden. Sie reden jedoch mit ihren eigenen Worten, so wie ich sie gehört habe, und so wie ich glaube, daß sie gemeint waren.

Lillian Preston, 29 Jahre alt. Sie war das einzige Kind betagter, vornehmer Eltern, die zurückgezogen und in bescheidenen Verhältnissen lebten. Sie heiratete mit 22 Jahren. Mit 23 ließ ihr Mann sie und ihr Baby sitzen. Sie konnte keine Arbeit finden, um sich und ihre Tochter zu ernähren. Deshalb kehrte sie zu ihren Eltern zurück, die sie nur ungnädig und widerwillig aufnahmen. Schließlich fand sie eine Anstellung bei einem Maler in London; zwei Jahre mühsamer Arbeit folgten, bis sie ein eigenes Zuhause für sich und ihre Tochter geschaffen hatte. Endlich also Erfolg. Doch dann, in ihrem ersten gemeinsamen Urlaub, ertrank ihr Kind bei einem Bootsunfall. Sechs Monate später erfährt Lillian Preston von ihrem Arzt, daß sie Krebs hat und ihre Gebärmutter entfernt werden müsse. Die Gebärmutter wird herausgenommen, und nach der Operation teilt man ihr mit, daß der Krebs bereits so weit metastasiert habe, daß eine Heilung nicht mehr möglich sei.

Mrs. Preston sieht jetzt aus wie eine Frau Ende Vierzig. Mit einem blaßgelben gesteppten Morgenmantel bekleidet sitzt sie im Lehnstuhl neben ihrem Bett und schreibt Briefe; man könnte sie für hochschwanger halten, so geschwollen ist ihr Leib. Sie hat langes, dunkles Haar, eine zierliche Statur, dunkle Augen mit kräftigen Augenbrauen, eine sehr blasse, straffe Haut, durch die die Wangenknochen hervortreten, eine Aura um sich, eine Ausstrahlung, die nicht mit der Beleuchtung zu erklären ist. Prognose: noch zwei Wochen zu leben.

Wir reden über dieses und jenes. Ich räume ihr Tablett ab, helfe ihr zurück ins Bett. Morgen werden die Ärzte etwas Flüssigkeit abziehen, erzählt sie mir, und das wird sie hoffentlich erleichtern. Wie sie sich jetzt fühle. Ach, eigentlich gar nicht schlecht, nur sei der Bauch eben so schwer, und deshalb sei sie so müde. Seltsam, wenn man sich so ruhig, endlich sicher fühle, fast – nun, glücklich sozusagen, obwohl sie wisse – sie schaut mich prüfend an –, daß es mit ihr nicht gerade aufwärts gehe. Es sei eine solche Erleichterung, sagt sie, nichts mehr vortäuschen zu müssen. Es sei hart gewesen, über eine so lange Zeit hinweg mit dem Wissen um ihre Krankheit allein sein zu müssen.

Es ergab sich folgender Dialog:

»Hatten Sie niemanden, an den Sie sich hätten wenden können?«

»Niemanden. Durch die Krankheit mußte ich wieder bei meinen Eltern leben, wissen Sie, und mein Vater wollte nichts davon hören.«

»Aber Ihre Mutter?«

»Er wollte sie davor bewahren.«

»Also wußten Sie, daß er Bescheid wußte, und trotzdem?«

»Ich durfte mit niemandem darüber reden. Es war ein schreckliches Geheimnis, jeder wußte davon, aber niemand durfte darüber reden. Und das schlimmste war, so hilflos zu sein, jedem zur Last zu fallen. Es war, als ob man wieder Kind sein müßte, aber diesmal war es schlimmer. Ich wußte, sie würden sagen, bald wirst du wieder stark sein, aber das war jetzt nicht mehr möglich. So wurde ich widerspenstig, ja bösartig, und ich merkte, daß sie mich deshalb gegen ihren eigenen Willen zu hassen begannen. Dann fing ich selber an, mich zu hassen. Bis ich hierherkam, hoffte ich an jedem Abend, daß ich den nächsten Tag nicht mehr erleben müßte. Jede Stunde schien Wochen, jeder Tag Monate zu dauern. Und im Krankenhaus, in dem ich vorher war, bekam ich Morphinspritzen, die mich so benebelten, daß ich die Schmerzen kaum mehr spürte, aber das ist kein Leben. So ein Dahinvegetieren kann man wirklich nicht als Leben bezeichnen. Der Psychiater in dem Krankenhaus war sehr nett und bemühte sich, mir zu helfen, aber er konnte mir nicht das geben, was ich brauchte.«

»Dann ist es für Sie hier ganz anders?«

»Hier werde ich als Mensch behandelt. Ich spüre, daß mir hier meine menschliche Würde erhalten bleibt. Das klingt sehr überheblich, so meine ich das nicht, aber ich bin hier einfach ich, und niemand nimmt mir das übel. Ich freue mich über jeden Tag, den ich jetzt erlebe. Ich mache gern ein kleines Nikkerchen am Nachmittag, aber ich bin hier so beschäftigt, daß ich kaum noch dazu komme. So viele Menschen, Freunde und Kollegen, schreiben mir und besuchen mich, seitdem ich hier bin und endlich sagen kann, was los ist.«

»Wie lange sind Sie denn schon hier?«

»Neun oder zehn Wochen, glaube ich. Vielleicht auch schon länger, ich weiß es nicht mehr genau. Seltsam, ich erinnere mich kaum noch an die Schmerzen. Ich weiß noch, daß sie so schlimm waren, daß ich sie nicht ertragen konnte... Ja, es waren physische Schmerzen, aber auch das Gefühl, ein Versager zu sein, daß alles, was ich versucht hatte, daneben gegangen war. Und dann die quälende Erinnerung daran, mein Kind verloren zu haben, das einzige auf der Welt, das mir etwas bedeutet hat. Die Schmerzen waren schrecklich, aber ich glaube, sie wurden erst durch die Selbstvorwürfe unerträglich. Ich war auch wütend. Auf die Welt und auf das Leben und am meisten auf mich selbst. Und dann kam ich hierher – haben Sie einmal gesehen, wie das ist, wenn wir hier ankommen? Die Hausmutter kommt sofort zum Ambulanzwagen, kaum daß er vor der Tür gehalten hat. Das macht sie bei jedem. Und sie kam auch zu mir herein und sprach mich mit meinem Namen an. Ich schaute sie an und konnte an ihrem Gesicht ablesen, daß sie sich freute, mich hier zu haben. Sie schien auf mich gewartet zu haben, nur auf mich. Deshalb bin ich hier immer nahe am Heulen, es ist eine solche Erleichterung. Und die ganze Zeit über habe ich nie an Gott geglaubt. Können Sie sich das vorstellen? Da möchte ich Ihnen etwas sehr Merkwürdiges erzählen. Es passierte letzte Woche. Ich spürte in der Nacht offensichtlich den Todesengel. Während ich schlief. Der Tod stand ganz dicht bei mir, und ich dachte, jetzt bin ich an der Reihe. Aber ich war nicht gemeint. Es ging um die Frau im Nachbarbett, sie starb in jener Nacht. Aber ich spürte es, und ich verließ meinen Körper und schwebte über ihm. Ich fürchtete mich nicht, aber ich war froh, zurückzukehren, weil ich noch nicht bereit bin. Ich muß noch viele Dinge in mir aufarbeiten, mit denen ich noch nicht zurechtkomme. Sehen Sie, hier im Hospiz sieht plötzlich alles ganz anders aus. Ich muß wohl noch einmal mein ganzes Leben durchgehen und Ordnung hineinbringen. Finden Sie das seltsam?«

»Sie finden das wohl ganz normal«, fährt sie fort, »nun, das ist auch ein Grund, warum es so guttut, hier zu sein, wo niemand denkt, daß ich verrückt geworden bin. Lassen Sie mich Ihnen etwas zeigen – ich hoffe, es macht Ihnen nichts aus –, aber ich möchte Ihnen zeigen, wie es vorher um mich stand.« Sie schiebt die Ärmel ihres Morgenmantels zurück und hält ihre Arme ins Licht. Obschon ich diese Narben kenne, habe ich so schlimme noch nie gesehen. Wenn Menschen sich die Adern aufschneiden, wollen viele nur ein bißchen bluten und dadurch andere aufschrecken, um mehr Zuwendung zu erhalten. Lillian Preston aber fügte sich grausige Schnitte zu, mit der eindeutigen Absicht, aus dem Leben zu scheiden.

»Das tat ich«, sagt sie, schüttelt verwundert den Kopf und steckt die Arme wieder unter die Bettdecke, »es heilte nie richtig zu.«

»Wann war das?«

»Bevor ich hierher kam. Ich wurde damals in ein Krankenhaus gebracht, dann in ein anderes. Als ich schließlich nach St. Christopher kam, besuchte mich der junge Mann – Sie wissen schon, der, der mit dem Geistlichen zusammenarbeitet –, und wir redeten über das alles. Er hat mir geholfen.«

Sie schließt die Augen und liegt ganz ruhig da, beschäftigt mit ihrem eigenen Tod, lächelt und sinniert über Vergangenes und wartet darauf, daß ihre Zeit kommt.

7. Heute beginnt das Morgen
Ein Sonntag im Hospiz St. Christopher

Sie sind wichtig, weil Sie eben Sie sind. Sie sind bis zum letzten Augenblick Ihres Lebens wichtig, und wir werden alles tun, damit Sie nicht nur in Frieden sterben, sondern auch bis zuletzt leben können.

Cicely Saunders zu einem Patienten

Es ist Sonntagmorgen: ein paar Sonnenstrahlen dringen in die Kapelle. An der Längswand hängt ein einfaches Kreuz, aus zwei Ästen eines Kirschbaumes gefertigt. Der Altar befindet sich nicht wie gewöhnlich am Ende des Raumes, sondern seitlich in der Mitte, so daß die Betten im Halbkreis um ihn herum aufgestellt werden können; selbst die, welche heute zu schwach zum Sitzen sind, können so zusehen und teilnehmen.

Die Kapelle, ganz voll mit Betten und Rollstühlen, Patienten, Heimbewohnern, Besuchern und Personal, bietet einen geradezu mittelalterlichen Anblick. Wir singen ein Kirchenlied, besser gesagt, Cicely Saunders singt, und wir singen mit, so gut wir können. Die Leute singen: im Morgenmantel, angekleidet, im Bett, im Nachthemd oder Pyjama, a capella. Die menschliche Stimme stimmt hoffnungsvoll, selbst in dieser Situation. Es kommt einem tatsächlich seltsam vor, wie es Mrs. Preston ausdrücken würde – »seltsam« ist ihr Lieblingswort –, Leute singen zu sehen, die im Sterben liegen. Aber warum ist es seltsam? Warum sind wir das nicht gewohnt? Da liegt sie in ihrem gelben Morgenmantel, auf ihre Kissen gelehnt, sterbend, singend. Paßt das vielleicht deswegen in unserer Vorstellung nicht zusammen, weil wir den Tod daraus verbannt haben?

»Was in Ihrem Kopf und in Ihrem Herzen ist, möchte ich verwirklichen helfen«, wünschte sich David Tasma. Er wollte ein Krankenhaus, in dem er daheim sein konnte. Was heißt daheim? Brot, Wein, Gesang. Daheim fühlt man sich, wenn man Musik macht. Musik, ebenso wie Hospitalität, eröffnet uns einen Bereich, in dem Herz und Verstand eins werden, in dem wir lieben und geheilt werden. In diesem Bereich gibt es kein Hier und Dort, keine Grenzen, keine Beurteilung, keinen Abstand zwischen uns und den anderen und keine Ausgeschlossenen; und weil Zeit keine Rolle spielt, ist dieser Bereich auch zeitlos.

Der Gottesdienst ist beendet. Er war kurz gehalten, konzentrierte sich hauptsächlich auf die heilige Kommunion, um nicht die Kraft derer, die sehr gebrechlich sind, zu stark zu beanspruchen; denn der Sonntag ist ein anstrengender Tag im Hospiz: Viele Besucher, Aufregung auf den Stationen, Kinder und Haustiere, Enkel und Großeltern in den Gängen, Geschenke und Blumen, eine allgemeine Festtagsstimmung. Die Lifte sind nun andauernd in Betrieb, um die Betten auf ihre Stationen zurückzubringen, die Eingangstür des Hospizes öffnet und schließt sich ständig, und das Telefon an der Pforte klingelt fast ununterbrochen.

Der sympathische und gesprächige Ehrengast heute im Büro von Dr. Saunders ist Dame* Albertine Winner, die Vorsitzender des Verwaltungsrats von St. Christopher. Sie ist selbst Ärztin, war hier früher stellvertretende Medizinische Leiterin und kümmert sich ganz offensichtlich sehr intensiv um alle Schwierigkeiten und Probleme im Hospiz. Sie stellt es als reines Vergnügen und Freizeitbeschäftigung hin, als ob es ausschließlich eine Freude für sie wäre, jede Woche zu kommen, um mit allen Leuten zu reden, manchmal Patienten in der Sprechstunde zu sehen – das freut sie besonders – und sich mit anderen Mitgliedern des Verwaltungsrates zu treffen. Diese bilden ihrer Ansicht nach eine faszinierende Gruppe: Vertreter der Kirche, des Theaters, aus den Bereichen Justiz, Wirtschaft, Bankwesen, Medizin und Sozialarbeit ebenso wie Einzelpersonen mit besonderem Interesse an freiwilliger Hilfe. Die Hausmutter kommt ebenfalls zu den Sitzungen, auch der Schatzmeister und der Architekt. So sitzen erfahrene Fachkräfte aus vielen Berei-

* Dame ist ein Ehrentitel, den die Königin von England verleiht; Anm. d. Übers.

chen zusammen, aus der weiteren Gesellschaft wie aus dem Hospiz selbst, und beraten und informieren sich gegenseitig in allen Fragen, die die Weiterentwicklung von St. Christopher betreffen. Dame Albertine Winner kam mit dem Hospiz im Jahre 1961 in Berührung, als sie im Gesundheitsministerium tätig war und zum erstenmal sah, was im Hospiz St. Joseph für Patienten getan wurde. Damals begann sie mit großen Einsatz, Dr. Saunders' Pläne für eine Einrichtung zu unterstützen, die nicht nur den Bedürfnissen der Kranken gerecht wird, sondern ebenso ein Zentrum der Lehre und der Forschung sein sollte, gleichzeitig aber auch eine lebendige Gemeinschaft. Dame Albertine Winner zählt zu den Gründungsmitgliedern des Hospizes St. Christopher und ist seither dessen überzeugte und tatkräftige Anwältin.

Viel Zeit ist seit diesen frühen Gesprächen zwischen Dr. Saunders und Dame Albertine Winner verstrichen. Noch länger ist es her, als die erste Vision von St. Christopher durch einen sterbenden jungen Flüchtling aus Polen entstand. Damals lagen wohl noch viele der jungen Ärzte, die sich heute um Dame Albertine, Cicely Saunders und Tom West scharen, in der Wiege. Doch in dieser Gruppe, zwischen Männern und Frauen, Jüngeren und Älteren herrscht eine gute Atmosphäre, und man spürt die gegenseitige Zuneigung. Vor dem Mittagessen am Sonntag hat sich ein Umtrunk eingebürgert; so werden nun eine Flasche Sherry und ein Dutzend Gläser aus dem Bücherschrank hervorgezaubert. Cicely Saunders füllt die Gläser. »Wer wird dieses Jahr zu Weihnachten auf den Stationen den Braten tranchieren, Dr. Saunders?« fragt einer der jüngeren Ärzte. »Dame Albertine und natürlich Sie, Tom, Sie auch«, antwortet sie mit einem listigen Lächeln. »Prost!«

»Gönnen Sie sich nie eine Erholungspause?« frage ich Dr. Saunders. Wir fahren in der Dämmerung des späten Nachmittags nach London hinein. Es regnet jetzt ein bißchen, als wir auf die Themse zufahren.

»O ja«, antwortet sie. »Gestern war ich so erledigt, daß ich heimging und acht Stunden durchschlief. Und jetzt bin ich auf dem Weg zu einer Party mit einigen meiner polnischen Freunde. Die Arbeit im Hospiz nimmt einen, wie Sie sehen, sehr in Anspruch. Ich finde, man sollte sich darauf gar nicht einlassen, es sei denn, man ist die Art von Person, die es einfach nicht lassen kann. Irgendeiner, am besten ein Arzt, muß bereit sein, die Führung zu übernehmen, muß ein überwältigendes Verlangen besitzen, die Sache ins Rollen zu bringen, muß darauf gefaßt sein, um der Sache willen zu schwitzen und zu beten. Ich glaube, uns, die wir in dieser Arbeit stehen, fehlt irgendwie die äußerste Schicht der vielzitierten dicken Haut, deshalb müssen wir um so bewußter daran denken, neue Kräfte zu sammeln. Diese Kraft muß von innen kommen, durch Gebet vor allem, aber auch durch Feiern. Die Arbeit im Hospiz muß richtig getan werden, und seine spirituelle Dimension kann nicht künstlich aufgepropft werden. Zuerst müssen wir unsere Gedanken geordnet haben, bevor wir Probleme angehen. Ja, ich erhole mich, und ich feiere Feste, wie sie fallen. Mit meinem kleinen privaten Leben, das gleich um die Ecke von St. Christopher versteckt ist, bin ich durchaus zufrieden.«

Sie fährt sicher und ruhig (»ich erhole mich beim Autofahren«) in einem guten Tempo die Straße auf der »verkehrten« Seite entlang, die sich natürlich sofort als die richtige Seite erweist. Richtig ist hier eben die linke Seite. »Alles spiegelverkehrt«, sagte ein amerikanischer Arzt heute bei seinem Besuch, als er die Hospiz-Pflege mit der Behandlung verglich, die sterbende Krebspatienten in den Krankenhäusern seines Landes erhalten. Und seine wichtigste Frage war, wie man entscheiden könne, wann man zur anderen Seite überwechseln solle, auf der nicht mehr automatisch versucht wird, die Krankheit zu besiegen, sondern jegliche Anstrengung dem psychischen und physischen Wohlbefinden des Patienten gilt.

Entgegnet wurde ihm, daß dies eigentlich zwei sich ergänzende Systeme der Behandlung sein sollten, die im dauernden Erfahrungsaustausch miteinander stehen. Der behandelnde Arzt muß es auf sich nehmen, in Absprache mit dem Patienten und der Familie diese Entscheidung zu fällen; im Zweifelsfall sollte er seine Kollegen hinzuziehen. Doch er muß immer auf der Hut sein, um zu verhindern, daß der Patient an ein System gefesselt wird, das seinen Bedürfnissen nicht gerecht wird.

»Wenn ein Patient eine aggressive Therapie erhält, die nicht nur keine Aussicht auf Erfolg hat, sondern möglicherweise auch einen echten Kontakt zu seiner Umgebung verhindert, ist das genauso falsch, wie wenn bei einem Patienten nur noch an den Symptomen herumkuriert wird, obwohl die zugrunde liegende Krankheit noch oder wieder behandelt werden könnte«, stellte Dr. Saunders fest. »Patienten leiden nicht nur unter unangemessener Tumortherapie, sondern genauso unter unangemessener terminaler* Pflege. Es muß das Ziel eines Hospizes sein, jeden einzelnen Patienten vor diesen beiden destruktiven Alternativen zu bewahren. Die Arbeit in einem Hospiz besteht darin, Patienten die Aufmerksamkeit entgegenzubringen, die sie benötigen. Das verlangt genausoviel Kraft wie die Arbeit in einem herkömmlichen Krankenhaus, man benötigt jedoch ein größeres Spektrum an persönlichen Fähigkeiten. Gleichzeitig ist aber auch solide, ›harte Medizin‹ erforderlich.«

Ja, persönliche Fähigkeiten, denke ich am nächsten Morgen, als ich im Bad auf dem Fußboden knie, um die Füße von Aurelia Robbins einzupudern, jede Zehe einzeln; zum Beispiel die Fähigkeit, minutiös jedem Detail Beachtung zu schenken, während der Geist in die Gegenrichtung, bis in die Unendlichkeit wandert. Nur in dem Leben des einzelnen Patienten lassen sich diese Gegensätze vereinen, wenn nämlich bei jedem einzelnen Körper und Seele für sich betrachtet und mit großer Sorgfalt behandelt werden. Die Pflege im Hospiz ist wie das Leben selbst ein Prozeß. Terminale Pflege ist eigentlich nicht das passende Wort dafür, beschreibt nicht diese Spannung, die Balance zwischen Aktion und Reflexion. Der rechte Fuß von Aurelia Robbins unterscheidet sich von ihrem linken, und doch braucht sie beide zum Laufen.

»Sie haben hübsche Füße, Miss Robbins.«

»Tatsächlich? Das ist aber nett von Ihnen, daß Sie das sagen, denn, Sie wissen ja, ich habe sie jahrelang nicht mehr gesehen.« Miss Robbins ist blind, und ihr Gesicht ist vertrocknet wie eine verblühte Rose, aber die Haut ihres Körpers, den sie solange

* terminal = das Ende betreffend; Anm. d. Übers.

nicht mehr gesehen hat, ist wie die Haut eines jungen Mädchens, unschuldig und weich, sich seiner selbst nicht bewußt. Sie sitzt in der großen warmen Badewanne und seufzt behaglich »ah...«, wenn ich mit dem Schwamm ihre weiche Haut wasche, und lächelt voller Wohlbehagen. Seit sieben Jahren ist Miss Robbins nun in St. Christopher. Anfangs wohnte sie im Drapers'-Flügel, doch als sie nicht mehr für sich selbst sorgen konnte, übersiedelte sie in eine der Stationen des Hospizes. »Ich habe nie geheiratet«, sagt sie, »war das nicht sehr egoistisch von mir?« Sie schätzt es sehr, nach dem Bad ihr Parfüm gereicht zu bekommen, aber man muß sie daran erinnern, daß sie es haben möchte. Wenn man in ihre Gedankenwelt eintaucht, glaubt man, in eine dieser Glaskugeln zu sehen, in denen beim Schütteln Schneeflocken hochgewirbelt werden, die dann wieder heruntersinken und ruhig liegenbleiben.

Als sie dann in ihrem Lehnstuhl sitzt in einem pfirsichfarbenen, weichfallenden Kleid mit einem kleinen Schal, die Hände im Schoß gefaltet, lächelt sie mich an und meint: »Ich bin doch eine alte Schwindlerin. Nicht einmal krank bin ich. Ich sitze nur so da und bin vergnügt. Ist das nicht schrecklich?« Dann erzählt sie mir von den netten Leuten in Charleston, USA, die sie während eines kurzen Aufenthalts dort kennengelernt hatte.

»Das Leben ist für mich ein großes Rätsel, aber müßte nicht das alles eine Bedeutung haben?« fragt sie. Sie möchte ein Kännchen Tee haben, wenn es vor ihr steht, sonst will sie es nicht. Alles, was in ihrem Leben hätte passieren können, dann aber nicht eintrat, war sowieso überflüssig. Sie freut sich einfach am Dasein. Am Morgen sagt sie: »Oh, wie nett von Ihnen, mich baden zu wollen. Ich finde ein Bad wunderbar, nur vergesse ich es immer wieder; aber wissen Sie, die Leute hier sind so freundlich, sie erinnern mich daran.« Dann gehen wir zusammen ins Bad, ich wasche mit dem Schwamm ihren Rücken, und sie seufzt behaglich »ah...«, und sie erzählt mir wieder von Charleston. Amerikaner, meint sie, müßten wirklich die nettesten Leute auf der Welt sein. Sie denkt nicht darüber nach, ob die Leute in Charleston sie nicht schon vergessen haben oder ob sie nicht, was wahrscheinlich ist, bereits verstorben sind. Sie möchte von ihnen nicht mehr haben als das, was sie bereits erhalten hat. Sie freut sich nun, ihre Erinnerung an sie immer wieder zurückzuschenken an mich – die Amerikanerin –, so daß ich mich in der Fremde geehrt und geschätzt fühle. Auf diese Weise werde ich, die ich mich um sie sorge, täglich von Miss Robbins »gepflegt« und willkommen geheißen, damit ich mich wie daheim fühle. So hilft sie mir, obwohl sie sich selbst nicht mehr helfen kann.

Miss Robbins wird nicht als »das senile Glaukom in 45-B« bezeichnet, wenn sich die Ärzte des Hospizes zur Visite treffen. Mit viel Liebe und Anerkennung schätzt man sie als eine besondere Person, die seit vielen Jahren einen wichtigen Beitrag zur Stabilität der Gemeinschaft leistet. Ihr Zustand wird tagtäglich sorgfältig von erfahrenen Ärzten und gut ausgebildeten Krankenschwestern überwacht, wobei man sich um die ganze Person kümmert und nicht ausschließlich um ihre körperlichen und geistigen Gebrechen. Kann sie im Moment das ihr entsprechende Leben führen? Schmeckt ihr das Essen? Funktioniert ihr Radio wieder? Gibt es irgend etwas, das wir noch für sie tun können? Aber – und sie lächeln – was kann schon irgend jemand für Miss Robbins tun? Außer natürlich sie gern zu haben, was bei allen der Fall ist.

Diesmal findet das wöchentliche Treffen nicht am Krankenbett, sondern in einem Büro als private Besprechung statt. Röntgenbilder, Chemotherapie und Strahlenbehandlung werden diskutiert, und eine besondere Art von Krücken wird vorgestellt, die für Mr. Jackson besser wären als die, welche er momentan benutzt. Alle Patienten werden hier mit Nachnamen und vollem Titel angeredet, es sei denn, sie selbst wünschen es anders. Das wird als selbstverständliche Geste der Rücksicht und des Respekts betrachtet. Man bespricht und notiert Änderungen in der Medikation. Mrs. White hat zunehmend Beschwerden und hat sich übergeben, deshalb bekommt sie ihre Schmerzmittel in Zukunft als Injektion. Mr. Strauss klagt über Wadenkrämpfe. Könnten ihm heiße Umschläge oder andere orthopädische Schuheinlagen helfen? Oder könnte vielleicht Krankengymnastik, eine leichte Veränderung der Medikation oder eine Kombination dieser Möglichkeiten nützlich sein? Hat er seine Bastelarbeit in der Beschäftigungstherapie erfolgreich abgeschlossen? Konnte er ohne Einschränkungen mit seiner Familie zusammen feiern? Informationen und Kenntnisse werden zusammengetragen, und man beschließt, daß Dr. West, der zu Mr. Strauss besonders engen Kontakt hat, mit ihm die vorgesehenen Änderungen in seinem Behandlungsplan durchspricht.

Die letzten Röntgenbilder von Mr. Pippin sind einfach eine »Katastrophe«. Man hat an verschiedenen Stellen seines Körpers eine radiotherapeutische Behandlung versucht, und zunächst schien sich sein Zustand nicht weiter zu verschlechtern. Jetzt ist jedoch die Halswirbelsäule gefährdet, und es ist ernsthaft zu überlegen, ob er zu Weihnachten seine lieben alten Freunde in Shepherd's Bush besuchen kann. Sie haben für ihn und alle seine Patenkinder einen großen Tag vorbereitet. Er freut sich schon seit Monaten darauf, und es wäre eine weitere Katastrophe, wenn er nicht hingehen dürfte. Dies ist vielleicht Mr. Pippins letztes Weihnachten. Doch wie würde die Familie reagieren, speziell die Patenkinder, wenn ihr lustiger, pfeifender, rotbärtiger Patenonkel plötzlich zusammenbrechen oder gar an diesem Festtag in ihrer Mitte sterben würde? Würde die Familie damit fertig werden? Oder würden sie sich für immer Vorwürfe machen, weil sie sich mitschuldig fühlen? Hätten die Kinder dann in Zukunft Angst vor Weihnachten?

Nach einer längeren Diskussion einigt man sich darauf, daß für Mr. Pippin eine spezielle Halsstütze angefertigt wird, möglichst fest und groß; damit wird er dann im Krankenwagen erst kurz vor der Feier nach Shepherd's Bush gefahren und danach gleich wieder zurückgebracht. »Oh, Mr. Pippin«, sagt Dr. West zu sich selbst, während er traurig das Röntgenbild betrachtet, »da, die ganze Wirbelstruktur löst sich auf! Ja, mein Freund, du bist schon ein erstaunlicher Mensch.«

»Was machen Sie, schreiben Sie ein Buch?« Eine Patientin, die ich noch nicht kenne, hat mich entdeckt, wie ich neben dem Blumenbecken stehe und Notizen in mein Heft kritzle. Ich begleite sie von der Toilette zurück zum Bett und bejahe die Frage. Es ist übrigens Mrs. Kent, die zu diesem Zeitpunkt dem Tod bereits sehr nahe stand. Sie ist später auf eigenen Wunsch zu einer Freundin gezogen, wo sie bald darauf friedlich gestorben ist. Bis zuletzt erhielt sie die Pflege des Außenteams von St. Christopher.

»Über das Hospiz vermutlich. Das ist doch eine glänzende Idee! Es ist erstaunlich, wie wenig Leute von so etwas schon einmal gehört haben. Gibt es in Amerika auch Hospize? Nicht als ob irgend etwas auf der Welt mit St. Christopher vergleichbar wäre! Seien Sie ein Engel und reichen Sie mir doch die Perücke her, wenn Sie gerade dastehen. Cicely Saunders ist eine gute Freundin von mir. Eine sagenhafte Frau. Setzen Sie sich für eine Minute und lassen Sie sich beim Buchschreiben helfen... Oh, die Perücke ist in der Schachtel da oben. Danke. Nicht daß ich mich um mein Aussehen scheren würde, aber ich gehe heute hinunter zu einem Konzert. Da möchte ich die Leute nicht erschrecken. Chemotherapie wissen Sie. Ich habe schon ewig Krebs, einen Haufen Metastasen und all diese Sachen. Insgesamt eben ein altes Wrack.«

Mrs. Kent ist eine großgewachsene Frau. Ihre Art erinnert gelegentlich an eine Gräfin, die durch ihren Gemüsegarten wandert und über Blattläuse philosophiert. Jedenfalls hat sie die Augen eines Adlers, und vielleicht preschte sie früher hoch zu Roß in der Jagdsaison mit schußbereitem Gewehr durch Schottland. Zuhause hatte sie ohne Zweifel einen Schrank voller Schlapphüte und zotteliger Perücken, schweres Silber auf dem Tisch und eine Meute großer Hunde unter dem Tisch, die während steifer Dinner-Einladungen Knochen zermalmten.

»Habe ich mich verständlich ausgedrückt? Macht nichts. Über Ihr Buch. Glänzend. Man sollte es jedem erzählen. Hospize müßte es überall geben. Die ganzen Diskussionen über aktive Euthanasie sind reiner Blödsinn. Gut gemeint natürlich, und ich kann es nachfühlen. Aber Tatsache ist, daß man Leute nicht umzubringen braucht, damit sie keine Beschwerden mehr haben. Nehmen Sie mich als Beispiel. Nicht daß ich mich als etwas Außergewöhnliches ansehe, obwohl ich da und dort sehr eigentümlich aussehe, weil man immer mal wieder ein Stückchen weggeschnitten hat, aber wen stört es schon? Ich bin am Leben und amüsiere mich. Jeder einzelne auf der Welt sollte so etwas wie ein St. Christopher haben, wo er hingehen kann, wenn die Probleme nicht mehr zu bewältigen sind. Ich heulte vor Schmerzen, als man mich vor zwei Tagen herbrachte. Seit zwei Wochen hatte ich kein Essen mehr bei mir behalten können. Heute früh aß ich wie ein Scheunendrescher. Jetzt fühle ich mich ganz wohl und habe vor, in drei Tagen wieder heimzugehen. Alles, was ich brauchte, war eine andere Dosierung meiner Medikamente und etwas Ruhe. Erzählen Sie das. Persönliche Erfahrung, glauben Sie mir, das ist die einzige Möglichkeit.

Die Leute wissen hier, was sie tun. Sie vollbringen Wunder, wirklich, aber nicht dadurch, daß sie in einer Art euphorischer Trance durch die Zimmer schweben mit frommen Gebeten auf den Lippen – nicht daß ich dagegen wäre, wenn sie hier beten –, sondern durch eine enorme Disziplin. Wenn man hier hereinkommt, glaubt man vom ersten Augenblick an, der einzige Kieselstein am Strand zu sein. Das allein gibt einem schon einen unglaublichen Auftrieb. Schreiben Sie nur Ihr Buch und erzählen Sie alles haarklein. Wenn ich hier so sitze, bin ich überzeugt, daß Hospize eine große Zukunft haben ... Wieso ich Cicely kenne? Nun, genauso wie Sie. Ich war früher freiwillige Helferin.«

Und ab durch die Mitte fährt sie im Rollstuhl (»eigentlich brauche ich ihn nicht, ich bin nur von Grund auf faul«) hinunter zu dem Konzert im Drapers'-Flügel.

Ich erfahre von der Hausmutter, daß eine Notfallsituation entstanden ist; unerwartet muß eine Patientin aufgenommen werden, eine Frau, die bis vor kurzem in einem Londoner Fürsorgeheim gelebt hat, das geschlossen wurde. Man hatte gehofft, daß Mrs. Doe bis nach Weihnachten zu Hause sein könnte (eine scheußliche Wohnung, die sie aber partout nicht verlassen wollte), aber sie hat inzwischen »einige Probleme, die man beseitigen müßte«. Momentan ist kein Platz für sie frei, aber irgendwie wird sich etwas arrangieren lassen. »Wir müssen Mrs. Doe irgendwo einschieben, was zwar überhaupt nicht mit unseren Prinzipien übereinstimmt«, erklärt die Hausmutter freundlich, »aber es geht nicht anders. Sie ist unsere Patientin, und sie muß dringend aufgenommen werden.«

Der Krankenwagen kommt und parkt rückwärts vor der Glastür ein. Die Türflügel stehen weit offen. Mrs. Does Bett –

ihr Name steht bereits daran – wartet am Eingang, frisch überzogen, mit zurückgeschlagener Decke und vier Federkissen. Zwei Wärmflaschen in gestricktem Überzug haben das Bett schon vorgewärmt und liegen immer noch dort, wo Mrs. Doe mit Schultern und Gesäß aufliegen wird. Lächelnd eilt nun die Hausmutter herbei – auf diesen Moment freut sie sich –, steigt in den Krankenwagen hinein und beugt sich über die Pritsche. Von dort kommt ein Geräusch, als ob ein kleines Tier wimmern würde, und ich sehe, wie sie die Hand ausstreckt, um dieses Lebewesen zu streicheln.

Zwei große und kräftig gebaute Sanitäter steigen aus, ein Sanitäter und eine Sanitäterin, in den gleichen blaugrauen Uniformen und Mützen. Sehr schnell und behutsam tragen sie die Pritsche die wenigen Meter zum warmen Bett. Das Wesen darauf, das man nicht eindeutig als Mensch identifizieren kann, ist in eine rote Decke gewickelt. Die Sanitäter reiben sich die kalten Hände, beugen die Arme und heben das rote Bündel schnell, aber vorsichtig von der Pritsche hinüber in das bereitstehende Bett. Das Etwas in der Decke schreit auf. »Nu, nu, meine Liebe«, flüstert die Hausmutter darübergebeugt, »es wird alles wieder gut.«

Gemeinsam schlagen wir die Decke zurück. Der Gestank eines ungewaschenen Körpers, von Urin, Lumpen, Erbrochenem und Bier schlägt uns entgegen. Unter der Decke liegt eine graue Masse aus Fleisch und Knochen mit verfilztem Haar. Solche Menschen sieht man manchmal am Abend in den Alleen der Großstädte gegen einen Abfalleimer gelehnt. Die entsetzten angesehenen Bürger eilen vorbei, und im Dunkel dahinter lauern die Ratten. Es ist wirklich schwierig zu entscheiden, ob diese Wesen tot oder noch am Leben sind. Man hofft – aber was kann man in einer solchen Situation schon tun?

Die Hausmutter streicht über das verfilzte Haar und sagt: »Mrs. Doe, wissen Sie, wo Sie sind? Sie sind jetzt im Hospiz St. Christopher, und wir werden uns nun um Sie kümmern.« Wir ziehen die rote Decke heraus und legen die Bettdecke darüber. Ein weiterer Schrei und ein unverständliches Gebrabbel von Wörtern.

»Also dann auf Wiedersehen, Mrs. Doe«, sagt der Sanitäter.

»Sie können jetzt ganz ruhig sein, niemand will Ihnen hier weh tun.« Die Hausmutter ruft den beiden noch zu, sie sollten hier eine Tasse Tee oder Kaffee trinken, wenn sie Lust hätten, während sie schon das Bett wegschiebt; ich helfe ihr noch, es in den Lift zu manövrieren; der Lift schließt sich, und sie verschwinden nach oben.

Als ich wieder beim Töpfeschrubben in der Teeküche bin, sehe ich etwa eine Stunde später die Hausmutter vorbeischießen.

»Man hat Sie ja ganz schön eingespannt«, sagt sie zu mir.

»Einen Augenblick, wie geht es Mrs. Doe?«

»Sie gewöhnt sich gut ein, danke. So eine liebe Frau. Sie ist bald in Ordnung.«

»Aber ich hatte den Eindruck – ist sie nicht schrecklich krank?«

»Schrecklich krank? Nein.« Die Hausmutter geht so schnell, daß ich fast laufen muß.

»Nicht? Aber ich dachte, sie schaut – na, wie man so sagt, ziemlich schlecht aus.«

»Doch, das stimmt. Die Umstände waren nicht gerade günstig.«

»Ich habe mir Sorgen gemacht. Geht es ihr morgen besser?«

»Das werden wir sehen.« Sie bleibt so plötzlich stehen, daß ich fast mit ihr zusammenstoße. »Mrs. Preston möchte jetzt gerne einen Tee haben, glaube ich. Könnten Sie so lieb sein und ihr einen bringen?«

»Ach, das ist nett von Ihnen, mich dazu abzuordnen. Mrs. Preston mag ich nämlich besonders gerne.«

»Weiß ich«, sagt sie, ohne eine Miene zu verziehen, aber mit Schalk in den Augen.

»Es ist so seltsam«, sagt Lillian Preston, lehnt sich zurück auf ihre Kissen und nippt an ihrem Tee, »ich meine, es ist alles hier so anders, als ich es gewohnt war. Ich muß noch soviel dazulernen und habe schon soviel dazugelernt, selbst in dieser kurzen Zeit. Wissen Sie, heute hatte ich einen schlechten Tag. Ich habe gerade mit der Hausmutter darüber gesprochen. Gestern hat man Flüssigkeit abgezogen, und ich dachte, ich würde mich dadurch kräftiger fühlen, aber das stimmt nicht. Ich bin jetzt zwar dünner, aber leider auch schwächer. Das ärgert mich. Deshalb hatte ich heute einen Tiefpunkt. Ich hatte es satt, immer wieder von meinem Körper enttäuscht zu werden, fühlte mich miserabel und ließ das jeden um mich herum spüren. Ich war gemein – na ja, nicht so richtig gemein, aber vor dem Frühstück auf jeden Fall unleidlich. Und dann, als ich den gleichen alten Brei kommen sah, den ich jetzt essen muß, war ich böse auf die Person, die ihn brachte. Der Pfarrer sagt, es sei falsch, über Sachen zu brüten, die man falsch gemacht hat; es sei nur eine Form von Hochmut, zu glauben, man hätte es besser machen können. Es sei nicht die richtige Art und Weise, Gott zu lieben und zu bereuen. Er sagt, man solle sich nicht daran festbeißen, sondern einfach zu Gott sagen, daß man es bereut und daß man versucht, sich zu bessern. Aber wenn ich es so betrachte, dann erkenne ich, wie hochmütig ich tatsächlich bin, und dann grüble ich darüber nach.

Es war, glaube ich, nicht gut, mich konfirmieren zu lassen. Ich meine, für den Teufel war das der schlimmste Schlag. O ja, ich glaube an den Teufel, und ich muß es wissen, denn er hat mir genug Steine in den Weg geworfen. Die Konfirmation hat ihn wirklich gegen mich aufgebracht, und jetzt werde ich auf die Probe gestellt. Die Versuchung, der ich beinahe erlag, da bin ich sicher, war meine Überzeugung, daß ich von nun an perfekt sein würde und daß all die netten Leute um mich herum wahre Heilige sein würden. Aber sie sind auch nur Menschen. Und sie werden immer wieder etwas tun, was mich ärgert oder was ich nicht mag. Sie machen manchmal sogar Fehler. Was ich gelernt habe, ist, die Menschen zu lieben. Eine Liebe, die die Menschen so akzeptiert, wie sie sind. Nun muß ich es in die Tat umsetzen, und das ist ein schwerer Kampf. Aber wissen Sie, ich glaube, daß ich nur deshalb noch da bin. Das ist etwas, was ich genau kennenlernen muß, oder mein ganzes Leben war sinnlos. Und die einzige Möglichkeit, etwas kennenzulernen, besteht darin, es selbst zu tun, und so kümmere ich mich um Leute, egal wie schwach ich bin, und liebe sie so, wie sie sind. Ich habe diese Art von Liebe nie zuvor erfahren. Ich habe sie nie gespürt, deshalb wußte ich nicht, wie das ist. Meine Liebe zu meinem Kind und seine Liebe zu mir, das war die größte Liebe, die ich kannte. Aber wir hatten nie ein echtes Zuhause.

So versuche ich es also jetzt. Und in Gedanken gehe ich alles noch einmal durch, und manchmal überlege ich mir, warum denn nicht bei den Menschen daheim eine Atmosphäre herrschen kann, die der hiesigen ähnlich ist. Ein Hospiz sollte nicht nur ein Ort sein, zu dem man kommt, wenn man sehr, sehr krank ist, nicht wahr? Gestern nacht hatte ich einen Traum. Er war so seltsam. Ich träumte von einem Ort, an dem ich nicht krank war. Mir ging es bestens, und ich kümmerte mich trotzdem um Menschen genau in dieser Art, und sie sich um mich. Nachdem ich aufgewacht war, dachte ich, es könnte eine Art Vision gewesen sein, vielleicht ist es so im Jenseits: Dein Reich komme! Ich schlafe jetzt gerne, ich träume dabei vom Tanzen und Schwimmen und lauter Sachen, für die ich nun zu schwach bin, die ich früher aber gern gemacht habe. Träumen Sie in Farbe? Mir passiert das jetzt erst, früher nie. Ich konnte mich auch nie genau an meine Träume erinnern. Wahrscheinlich bin ich bald drüben, und dann werde ich wirklich Bescheid wissen. Immer mehr von mir ist bereits auf der anderen Seite. Ich komme schon fast aus dem Gleichgewicht, und es fällt mir immer schwerer, zurückzukommen; es ist so unbequem mit meinem Leib. Vielleicht noch eine Woche. Ich werde mir schon überlegen, wann ich bereit bin. Sehen Sie, wie hochmütig ich immer noch bin? Ich bin wirklich unverbesserlich. Ein Glück, daß ich weiß, daß Gott mich trotzdem lieb hat, nicht wahr? Ach, ich werde so müde.«

Ich stelle ihr Teetablett zur Seite und helfe ihr, sich bequem hinzulegen. An ihr Bett gelehnt und ihre Hand in der meinen, ruhe ich mich ebenfalls aus. Sie hält mich, und ich halte sie. Mit geschlossenen Augen sagt sie leise: »Wenn ich dort bin, bitte ich darum, daß alles für Sie vorbereitet wird.«

Am nächsten Tag, meinem letzten Tag in St. Christopher, schläft sie immer noch. Ich lasse ein paar Zeilen neben ihrem Bett liegen, froh, daß sie schläft und uns so die peinliche Zeremonie des Abschieds erspart bleibt. Mr. Pippin trägt, eine Nelke im Knopfloch, seine riesige Halsstütze zur Schau, die eine behelfsmäßige Umorientierung seines roten Bartes verursacht hat. Er hält Hof in seinem Lehnstuhl und unterhält eine junge und hübsche freiwillige Helferin. Miss Robbins bekommt ihr Bad und erzählt mir von Charleston. Ich pudere sehr sorgfältig ihre Zehen ein. Im Frisiersalon entdecke ich ein neues Gesicht unter der Trockenhaube, klein und rosig, mit sehr hellen blauen Augen. Mrs. Doe ist nirgends zu finden, aber Mrs. White hat aufgehört, sich zu übergeben und nörgelt vor sich hin, während der Pfarrer geduldig daneben sitzt, hin und wieder nickt und eine Tasse Tee trinkt. Oma macht gerade ihr Nickerchen, aber ich vermisse die blasse, blonde Frau mit der zarten, perlmuttartigen Haut. Vielleicht ist sie schon für die Weihnachtstage nach Hause gegangen, oder vielleicht –?

»Hallo, Sie da drüben«, höre ich eine heitere Stimme sagen, als ich mit der Gießkanne von Pflanze zu Pflanze gehe, »guten Morgen, wie geht es Ihnen?« Es ist die Frau mit den blauen Augen unter der Trockenhaube, eine Frau mit silberweißen, noch nicht ausgekämmten Löckchen, die hinter einer Zeitung hervorguckt. »Kommen Sie, setzen Sie sich eine Minute zu mir!« sagt sie in dem ausdrucksreichen Dialekt von Ost-London, der nicht annähernd an das Englisch von Oxford oder Cambridge, Harvard oder Yale erinnert. »Ich sage Ihnen, schockierend ist das!«

»Schockierend?«

»Mord und Raub, das ist alles, was heutzutage passiert. Schauen Sie da her! Wohin soll das noch führen, das möchte ich mal wissen. Woher kommen denn Sie? Amerika? Kalifornien, das ist ein Teil von Detroit, ich kenne mich da aus, ich habe einen Neffen dort drüben. Sie sind aber weit weg von daheim. Na ja, die Zeiten sind jetzt eben schlecht, meine Liebe, für uns alle. Ich habe selbst viel durchgemacht, das kann ich Ihnen sagen. Mir ging's so elend, Sie können sich das gar nicht vorstellen. War schlimm dran mit den Schmerzen, Gott weiß es, auch ohne daß ich religiös bin.«

Ihr Gesicht ist rund und rosig, sehr sauber. Sie schaut aus, als ob sie etwas verwirrt, neugierig, aber sehr zufrieden wäre. Sie trägt einen frischgewaschenen, geblümten Morgenmantel mit Spitzenbesatz an den Ärmeln. Hin und wieder zieht sie die Oberlippe herunter und drückt vorsichtig mit ihrem Zeigefinger dagegen, um ihre Zahnprothese wieder zurechtzurücken. »Gott weiß es – das ist nur so eine Redensart von mir. Sie werden mich nie in einer Kirche sehen. Ich lebe von einem Tag auf den anderen, mache das Beste daraus; aber so elend wie es mir in den letzten Monaten ging! Meine Beine wollten nicht mehr, und jetzt erzählen sie mir hier, daß ich morgen aufstehen und wieder auf meinen Füßen stehen könnte. Wie wäre das? Hier ist schon etwas Besonderes los. Sie arbeiten hier? Du wirst wieder gehen können, warte ein bißchen, sagen sie, wir sind doch da, dir zu helfen. Also, ich glaube es nie. Warum scheren sie sich drum, möchte ich wissen. Also, Sie können mir das vielleicht beantworten. Schauen Sie mich an, nichts mehr übrig. Habe 40 Pfund abgenommen, mit der Geschwulst da drinnen, die mich jederzeit um die Ecke bringen kann. Nichts mehr wert. Gib mir den Rest, Doktor, sage ich, ich sehe den weißen Kittel, ich bin fertig. Morgen geht's Ihnen ganz anders, sagt er und hält sogar meine Hand. Na gut, heute ist morgen.

So, also was jetzt, sage ich, ich bin nichts als lästig. Wo tut's denn weh, sagen sie. Also heute eigentlich nirgends mehr, aber ich mag nicht mehr, schauen Sie mich an, mit mir ist's doch bald vorbei. Warum kümmern Sie sich um mich, frage ich. Warum sind Sie so nett? Ich kann Ihnen nichts geben. Je früher desto besser sollte man aufhören und nicht anderen zur Last fallen, das hätte ich gesagt, wenn jemand gefragt hätte. Aber davon wollen sie nichts wissen. Nein, die hier nicht. Das ist etwas ganz Besonderes hier, sage ich Ihnen. Sie wissen doch, daß es mit mir aus ist, warum also so jemanden wie mich... schauen Sie doch mal meine neue Frisur an, wie ist sie denn? Und morgen aufstehen? Na ja, vielleicht geht's tatsächlich, wer weiß. Dann führe ich alle an der Nase herum, die mich vorher als einen Niemand betrachtet haben. Hier wissen sie, wie ich heiße, schauen Sie, es steht groß an meinem Bett. Wartete schon so auf mich, als es mir dermaßen schlecht ging. Aufstehen? Ich frage mich, wie ist das möglich mit solchen Beinen? Wer kann an so etwas überhaupt denken? Sehen Sie, was ich meine? Diese Beine sind zu nichts mehr zu gebrauchen. Na, schauen Sie ruhig her, meine Liebe.«

»Ja, Mrs. Doe.«

8. Leidenschaftliches Bemühen Ein Streitgespräch pro und contra Hospiz-Bewegung

Die klassische Totenbettszene mit liebevollem Abschiednehmen und feierlichen letzten Worten gehört praktisch der Vergangenheit an; statt dessen gibt es nun ein sediertes, komatöses, intubiertes »Objekt«, manipuliert und auf einer reduzierten Bewußtseins-, wenn nicht gar Menschseinsstufe.

J. F. Fletcher

Eine Anekdote: »General«, murmelt der Geistliche taktvoll am Bett von Ulysses S. Grant, »Eure Zeit ist gekommen, die Engel warten auf Euch.« – »So, sie warten?« brüllt der General, »sie warten! Ja, verdammt, dann sollen sie eben warten!«

Der elegant gekleidete Professor auf der Dinner-Party, zu der ich eingeladen bin, ist erstaunt. »Ich kann einfach nicht verstehen, warum man so einen Wirbel um diese Hospize macht«, sagt er. »Diese irrsinnig gewissenhafte Art der Patientenpflege – immerhin erkenne ich an, daß es weniger kostet, als Leben künstlich durch Schläuche und Maschinen aufrechtzuerhalten–, aber warum dieses leidenschaftliche Bemühen um die Pflege sterbender Menschen, wenn uns doch weit größere Probleme wie Überalterung oder Überbevölkerung bedrohen? Und denken Sie an die Energiefrage. Schauen Sie Indien an. Eigentlich müßten noch mehr Leute sterben, so hart es klingt. Noch besser wäre es natürlich, wenn von vornherein weniger Kinder geboren würden. Wissen Sie, meiner Ansicht nach haben wir nur dann eine Chance zu überleben..., und wir hätten nicht solche katastrophalen Probleme heutzutage, wenn man nur...« So geht es weiter, und eine Viertelstunde lang höre ich mir seine mit Engagement und Eloquenz vorgetragene Meinung an, daß dieses ganze Gerede um Hospize unglaublich sentimental sei; und daß eine zweite Sintflut eigentlich das beste wäre, was der Menschheit passieren könnte.

Professor N. ist ein schlanker, charmanter Mann, der gerne apokalyptische Witzeleien zum besten gibt, so daß seine Zuhörer erst kurz den Atem anhalten, bevor sie amüsiert darüber lachen. Es ist ein Vergnügen, zu verfolgen, wie er seine Theorie entwickelt, ausmalt und verziert; er genießt seine eigene Redekunst genauso wie die Abendgesellschaft um ihn herum.

Ich bin fest entschlossen (mit wenig Hoffnung, es tatsächlich durchzuhalten), keine Gegenattacke zur Verteidigung des Hospizkonzepts zu unternehmen. Wenn man sich einmal der Hospizidee verschrieben hat, neigt man dazu, sich glühend dafür einzusetzen, was im günstigen Fall zur Freisetzung nutzbarer Energie führt, aber auch allzu leicht ins Fanatische ausarten kann; das schadet nur. Andererseits ist leicht zu verstehen, wieso es manchmal dazu kommt. Die Begeisterung rührt daher, daß wir durch die Arbeit im Hospiz eine andere Stufe der Wahrnehmung erfahren, und dies berührt so wichtige Dinge wie Liebe und Zeit, Gesundheit und Krankheit, Geburt und Tod, Reisen und den Sinn des Lebens selbst. Dadurch, daß wir den Sterbenden als wissendes und wichtiges Mitglied in die Hospiz-Gemeinschaft integrieren, integrieren wir gleichzeitig ganz bewußt den Tod in unser Leben, und diese Aufklärung wirkt befreiend.

Ein Hospiz arbeitet nicht an der Lösung der vielen bedrükkenden politischen und wirtschaftlichen Probleme der Welt, aber – realistisch gesehen – auch Professor N. nicht. Was das Hospiz jedoch anbietet, überlege ich mir, ist eine vernünftige Haltung, von der aus man auch an jene Probleme herangehen kann, weil diese Einstellung in der Realität verankert ist. Insbesondere betont sie den Wert des menschlichen Lebens und läßt keinerlei Zweifel daran aufkommen. Basierend auf der Erkenntnis, daß wir *alle* sterben werden, handelt das Hospiz nach seiner provokativen Überzeugung, daß wir in einer großen Familie in der uns verbleibenden Zeit füreinander verantwortlich sind. Obwohl es keine politischen Ideologien verbreitet, hat das Hospiz damit sowohl eine politische wie philosophische Aussagekraft.

»Jede Philosophie ist eine Vorbereitung auf den Tod«, bemerkt unser Gastgeber. »Montaigne, nicht wahr? Er hat das von Platon. Selektives Plagiat, der *modus operandi* der klassischen Tradition.« »Der Modus der Evolution genauso«, antwortet der Wissenschaftler, »schauen Sie sich doch das Verhalten von Genen und Chromosomen an.«

In vollen Zügen das Leben genießen, heißt für die Soldaten im Feld, das Leben in allen seinen Schattierungen zu akzeptieren – und hier stoßen wir wieder auf die Hospizidee. Ihre geglückte Verwirklichung, beispielsweise die Hospiz-Gemeinschaft St. Christopher, vermag alle Menschen – jung und alt, gesund und krank, schwach und stark – zu einem funktionierenden Organismus zusammenzufassen, in dem jedes Teil das andere unterstützt und erhält. Damit haben wir ein Paradigma dafür, wie menschliches Leben in einer höheren Bewußtseinsstufe aussehen könnte. Die Vision einer so gearteten Gesamtgesellschaft hatte die junge Frau, die wir Lillian Preston genannt haben, welche erst in den letzten Wochen ihres Lebens in einer Hospiz-Gemeinschaft lernte, was es heißt, zu lieben und geliebt zu werden.

Die Erinnerung an Lillian Preston bringt meinen Entschluß, nichts zu sagen, schließlich doch ins Wanken. Mit ihrem letzten Brief in meiner Tasche, den sie nur wenige Stunden vor ihrem Tod schrieb, fällt es mir nicht leicht, einfach draufloszureden. Erst heute morgen erhielt ich die folgende Nachricht von ihrem Priester: »Sie starb im Frieden, sonntags nach dem Segen, es dauerte nicht lange, so wie sie es selbst beschlossen hatte. Sie blieb sich bis zum letzten Moment treu und hörte nicht auf zu glauben und für alle Menschen in ihrer Umgebung zu sorgen.«

Verdammte Höflichkeit! »Die tägliche Pflege von Sterbenden hat nichts mit Sentimentalität oder überströmenden Emotionen zu tun«, bringe ich schließlich hervor. »Überdies leistet jemand, der sich dabei für ausgesprochen gut und edel hält, fast immer schlechte Arbeit. Die Sterbenden geben uns soviel mehr, als wir ihnen jemals geben können. Das Mißverständnis beruht teilweise darauf, daß viele Leute glauben, ein Hospiz sei nur eine medizinische Spezialeinrichtung oder ein luxuriöses Pflegeheim, aber das stimmt eben nicht. Meine Definition? Nun, ich habe einen Brief dabei, der dies besser beschreibt, als ich es je könnte. Meine Freundin in St. Christopher nennt das Hospiz eine *sorgende Gemeinschaft*.

Eine religiöse Angelegenheit? Wenn Sie glauben, daß eine sorgende Gemeinschaft unbedingt religiös sein muß, dann schon. In einem freundlichen kleinen Hospiz in England wollten kürzlich zwei Krankenschwestern kündigen, weil sie der Ansicht waren, daß die religiösen Riten nicht ausreichend beachtet würden; daraufhin fragte der Direktor (der gleichzeitig Arzt und Diakon ist) sie ganz erstaunt: ›Verstehen Sie denn nicht Ihre Arbeit als tägliches Gebet?‹ Sie sehen, es kommt auf den Standpunkt an. Warum sind Hospize nötig? Nun, ich betrachte sie als Ausdruck des fundamentalen Bedürfnisses, zu pflegen, was wir als wertvoll ansehen. Soviel ich weiß, beruht jede Kultur, die diesen Namen verdient, auf der Wertschätzung menschlichen Lebens. Aber Hospiz bedeutet noch etwas anderes. Es zeigt, wie die Überzeugung verwirklicht werden kann, daß das Leben eine Reise ist, die auf irgendeine Weise nach dem Tod fortgesetzt wird. Auch diese Anschauung ist in fast jedem Zeitalter oder Kulturkreis tief verwurzelt.

Die Bezeichnung Hospiz? Ja, ich halte das für wichtig. Hospiz, Hospital, Hostel, Hôtel-Dieu waren früher einmal austauschbare Begriffe, weil sich die dahinterstehenden Konzepte nicht voneinander unterschieden. Erst später kam es zur Trennung, die übrigens nicht nur die Krankenversorgung betraf, sondern unsere gesamte Gesellschaft spaltete. Die Bezeichnung Hospiz rührt meiner Meinung nach von Hospes, Gast und Gastgeber, her – ein Zeichen der gegenseitigen Fürsorge unter Menschen.

Ein besseres medizinisches Verständnis brachte es mit sich, daß Personen mit ansteckenden Krankheiten sinnvollerweise von anderen, welche lediglich Verpflegung und Unterkunft suchten, getrennt wurden. Ein Sterbender dagegen, egal ob infolge von Verletzungen, einer Krankheit oder einfach aufgrund des natürlichen Ablaufs seiner Lebenszeit (was wir heute als unnatürlich empfinden!), wurde im Mittelalter als Pilger angesehen, der sich auf einer längeren Reise befindet und die Wegstation Erde bald wieder verläßt. Bereits im 12. Jahrhundert wurde die Synthese aus Hospital und Kapelle, welche in den

Klöstern entwickelt worden war, außerhalb der Klostermauern nachgeahmt. Doch auch in diesen Einrichtungen wurden die Sterbenden mit Ehrfurcht und großer Sorgfalt gepflegt, unabhängig davon, ob Bettelmönche, Nonnen, Zünfte oder adlige Wohltäter den Häusern vorstanden. Mit der Zeit entstanden auch immer mehr kommerziell orientierte Herbergen. Jahrhundertelang kamen in den Klosterhöfen Könige und Prinzen mit den Niedrigsten ihrer Untertanen auf Tuchfühlung zusammen und kannten sie mit Namen. Hier fanden sich die verschiedensten Menschen in den unterschiedlichsten Zuständen ein, hier gab es echte Hospitalität.

Wenn man schon einen Zeitabschnitt der letzten 2000 Jahre als »Dunkles Zeitalter« in der Geschichte der Hospitalität bezeichnen möchte (und wenn Professor N. mir noch einen Augenblick seine Aufmerksamkeit schenken will), dann verdient zweifellos die Neuzeit, in der wir leben, diese Benennung. Erst mit den religiösen und politischen Umbrüchen im 17. und 18. Jahrhundert änderte sich die Einstellung gegenüber den ›Unheilbaren‹, und erst dadurch konnte in England eine Einrichtung wie das Arbeitshaus für mittellose Sterbende entstehen. Die Art, wie wir in manch einem modernen Krankenhaus unsere Sterbenden behandeln, Arme wie Reiche, scheint eine eigenartige Mischung aus diesem neuen, mechanistischen und materialistischen Humanismus und unserer eigenen neurotischen Unfähigkeit widerzuspiegeln, dem Tod als Tatsache ins Gesicht zu schauen. Unsere Behandlungsmöglichkeiten für viele Krankheiten haben sich im 20. Jahrhundert unglaublich verbessert. Gleichzeitig hat sich jedoch unsere Fähigkeit, mit Sterbenden umzugehen, unglaublich verschlechtert.«

»Sie sind ein Don Quichote«, sagt Professor N., »Sie ziehen gegen Fortschritt und Technik in den Kampf.«

»Absolut nicht, nur dagegen, daß wir beides mißbrauchen. Die Erfindung von Maschinen hätte uns nicht dazu verleiten sollen, ihnen ähnlich werden zu wollen und durch sie unser Denken kontrollieren zu lassen. Wir hatten kein Recht dazu, auf einmal gegen besseres, jahrhundertelang überliefertes Wissen zu entscheiden, daß das wahre Modell für menschliches Leben eine Maschine ist, welche ›lebt‹, das heißt funktioniert –

und welche ›stirbt‹, wenn sie ihre Energie verbraucht hat oder irreparabel geworden ist. Ein modernes Krankenhaus funktioniert nach dem mechanistischen Modell. Ein modernes Hospiz aber orientiert sich an unserem verlorengegangenen Erbe aus der Vergangenheit; doch seine Arbeit ist auf die Zukunft ausgerichtet.«

»Sie begehen einen schweren Fehler, wenn Sie das mechanistische Modell nicht akzeptieren wollen«, antwortet der Professor. »Sie vergraben sich in der abergläubischen Gedankenwelt des Mittelalters und vergessen den Gestank des Hôtel-Dieu in Paris, das jedem Landstreicher und jeder Art von Krankheit offenstand, bis dort zuletzt bis zu sieben Menschen in ein Bett gestopft wurden. Die miserablen Zustände in dieser Einrichtung waren einer der Skandale, die vom Militär während der Französischen Revolution aufgedeckt wurden.«

»Sie haben recht, es war eine Misere. Natürlich kann uns die Technologie viel helfen, und ein modernes Hospiz kann gerade durch die Fortschritte in Wissenschaft und Technik für seine Patienten weit besser sorgen, als es das Hôtel-Dieu im 18. Jahrhundert konnte. Vergessen wir aber nicht, daß die Lebensbedingungen der Armen und Kranken damals durch die Französische Revolution nicht gerade verbessert wurden. Die Schwestern, welche sich im Hôtel-Dieu aufopferten, versuchten eine Situation zu meistern, die bereits aus Gründen, die sie nicht beeinflussen konnten, völlig außer Kontrolle geraten war. Doch vergleichen Sie St. Christopher zum Beispiel mit dem wirklich wunderschönen Hôtel-Dieu in Beaune, einem Hospiz aus dem 15. Jahrhundert, das von seinen Stiftern großzügige Ländereien für seinen Unterhalt erhielt und von den besten Architekten geplant worden war. Sein weiträumiger, kirchenschiffartiger Saal für die unheilbar Kranken und die Sterbenden ist einer der großartigsten Räume, die ich je gesehen habe; die Innenhöfe, die Wandteppiche, Balkone ...«

»Du meine Güte, Sie sind aber eine Träumerin! Wer zahlte für das alles?«

»Wer zahlt denn jetzt?« wirft seine Frau ein. »Du zahlst, ich zahle, wir alle zahlen; Krankenversicherung, Zusatzversicherung, Labortests und Spezialuntersuchungen, die absolut überflüssig sind und nur durchgeführt werden, weil der Arzt Angst davor hat, wegen eines Kunstfehlers verklagt zu werden. Das wiederum schraubt die Kosten der Versicherung in die Höhe, was zu Beitragserhöhungen führt, und kaum haben wir für das alles gezahlt, dann werden uns noch Steuern abgezogen, die wieder ins Gesundheitswesen investiert werden. Wenn ich schon zahle, dann möchte ich mich wenigstens wohlfühlen, wenn mein Leben einmal zu Ende geht.«

»Reichen Sie mir doch den Brandy«, bittet Professor N., »danke. Wo liegt Beaune? Irgendwo im Süden, oder?«

»Wir verreisen nie«, hakt Mrs. N. ein. »Ich möchte einmal nach Indien.«

»Du könntest Indien nicht ausstehen, meine Liebe. Du stellst dir unter Indien so schöne Sachen vor wie den Taj Mahal im Mondschein und Tausende von herrlichen Geschäften mit bunten Perlen und schillerndem Geschmeide. Du bist genauso romantisch wie meine reizende Gegnerin hier; aber wenn du dann tatsächlich in den übervollen Straßen Kalkuttas die mittelalterlichen Düfte riechen würdest, wärst du entsetzt, und ich könnte dich dann nur mit Mühe davon abhalten, zwei Dutzend schmutziger Waisenkinder zu adoptieren, die –«

»Und trotzdem würde ich es tun!«

»Ja natürlich, ich kenne dich doch. Und dann baust du für sie ein Hospiz, und sie wären ganz entsetzt …«

»Woher weißt du denn das?«

»Sie wären ganz entsetzt und würden dich hassen, obwohl du Dankbarkeit erwartest. Und in zehn Jahren leben sie dann alle von der Sozialhilfe, die von deinen Steuern bezahlt wird. Nein danke, andere können so etwas vielleicht verkraften und in ihrer Freizeit über den Grundrissen und der Kanalisierung von mittelalterlichen Hospizen brüten; das ist doch alles das gleiche Chaos mit demselben Gestank. Ich jedenfalls bleibe lieber gemütlich in meinem Arbeitszimmer sitzen, rauche meine Pfeife und lese.«

Beifall. Wir stehen vom Tisch auf, und die Gesellschaft begibt sich in das Wohnzimmer mit einem herrlichen Blick auf das überwältigende Panorama von San Francisco. Die Gastgeberin scrviert den Kaffee, und wir sinken in tiefe Ledersessel. Ich bin erstaunt, daß sich Professor N. an meiner Seite niederläßt.

»Wir sind von einer Expertin unterbrochen worden«, sagt er heiter, »durch einen geschickten Schachzug einer Dame, die mich 40 Jahre lang gehegt und gepflegt hat – weiß Gott warum – und die keine Gelegenheit ungenutzt läßt, mich daran zu erinnern, daß wir nie verreisen. Sie will überhaupt nicht nach Indien – das ist nur eine ihrer taktischen Androhungen –, sondern eigentlich nach Paris. Vielleicht erzählen Sie mir noch etwas über Technologie und das Hospiz in Beaune.«

»Aber gerne... Ich wollte vorhin deutlich machen, daß wir heutzutage an einem Ort wie St. Christopher für Sterbende weitaus besser sorgen können, als das jemals in Beaune im 15. Jahrhundert möglich war, und das gerade wegen der Fortschritte in der Wissenschaft. Das Hospiz in Beaune war sauber und gepflegt, bot hingebungsvolle Fürsorge und spirituelle Begleitung in einer schönen Umgebung. Im modernen Hospizkonzept sehe ich jedoch ausgesprochen wichtige, neue Errungenschaften, zum Beispiel auf dem Gebiet der Schmerzkontrolle. Wir wissen, daß Schlafmohn im Kräutergarten des Klosters St. Gallen in der Schweiz schon im 17. Jahrhundert zu finden war und daß das daraus gewonnene Opium und verwandte Substanzen wie Heroin, Morphin oder Codein gegen starke Schmerzen verschrieben und, wie damals üblich, zusammen mit Wein und anderen Alkoholika verabreicht wurden. Auch andere Zutaten wie Kupferspäne oder Exkremente von Ferkeln wurden dazugemischt, obwohl sie nicht ganz so hilfreich waren. Wir haben daraus gelernt, wie Schmerzmittel zusammengesetzt und verabreicht werden sollen. Gelernt haben wir aber vor allem von den modernen englischen Hospizen. Wir können die Wirkung der Schmerzmittel inzwischen durch neu entdeckte Psychopharmaka und andere Medikamente unterstützen, so daß die Beschwerden des Patienten heutzutage auf ein Minimum reduziert werden können. Reicht die medikamentöse Schmerzbekämpfung nicht aus, so stehen uns weitere Techniken, wie zum Beispiel Nervenblockaden, zur Verfügung. Alle diese neuen Möglichkeiten verdanken wir modernen Technologien, die selbstverständlich angewandt werden sollen.«

»Aha, jetzt habe ich Sie!« unterbricht mich der Professor. »Ihr leidenschaftliches Bemühen gilt also eigentlich der Schmerzbekämpfung. Dahinter steckt diese neurotische – nehmen Sie's mir nicht übel – und völlig unrealistische, aber weit verbreitete Angst vor Schmerzen. Sie sind eben weichherzig und reagieren sentimental, wenn es um den Schmerz geht, der schließlich eines der wahrhaft wichtigen Bestandteile menschlichen Lebens darstellt. Haben Sie Illich gelesen? Na, also. Sie sagen selber, daß Sie den Krieger bewundern, weil er das Leben in all seinen Schattierungen akzeptiert. Zeigen Sie mir einen Krieger, der nie Schmerzen hatte, und ich zeige Ihnen einen Feigling. Sie sprechen von Psychopharmaka, aber wo liegt denn der Unterschied zur Kontrolle durch eine Maschine? Wenn Sie mir das erklären können, höre ich mir mit Freuden alles an, was sie mir noch über Hospize erzählen können.«

Ich schaue ihn an, und wir brechen beide in Lachen aus. »Nein, nein«, fügt er hinzu, »das nehme ich zurück. Wir müssen heute noch weit fahren und wollen nicht zu spät heimkommen.«

»Ich glaube, Sie bringen hier zwei Argumente zusammen, die man besser getrennt betrachten sollte. Das eine handelt von der Notwendigkeit des Schmerzes, das andere von Kontrolle durch Technologie. Also dann – ach ist das nicht ein wunderschönes Panorama? Vor lauter Reden habe ich es noch gar nicht richtig bemerkt.« Das Haus unserer Gastgeber befindet sich ganz oben auf einem Berg, und unter uns flimmern die Lichter der Stadt, die zu unseren Füßen liegt, eingehüllt in dünne Nebelschwaden, wie eine schlafende Schönheit.

»Es wird heute nacht sicher nicht regnen«, bemerkt der Professor.

»Nein, die Sintflut läßt noch etwas auf sich warten, bis dahin müssen wir aber das Beste für die Menschheit versuchen. Schmerz, da gebe ich Ihnen recht, ist ein wichtiger Bestandteil unseres Lebens. Aber warum ist er wichtig, und über welche Art von Schmerz sprechen wir überhaupt? Zweifellos muß es wehtun, wenn wir aus Versehen etwas Heißes anfassen, damit wir die Hand zurückziehen, bevor sie verbrennt. Dieser Schmerzreflex fehlt beispielsweise bei Lepra, was eine der

Tragödien dieser Krankheit ist. Aber die Schmerzen einer terminalen Krebskrankheit sind, in diesem Sinn, nicht nützlich. Jemand, der noch nie langanhaltende, quälende Schmerzen aushalten mußte, noch dazu ohne Aussicht auf Besserung, einen Schmerz, der unser Menschsein auslöschen kann, weiß nicht, wovon er redet, wenn er das Wort Schmerz benutzt. Es gibt eine Anekdote von Einstein, den ein Philosoph davon überzeugen wollte, daß Schmerz in Wirklichkeit nicht existiere, daß er vom menschlichen Verstand erfunden worden sei. Ohne ein Wort versetzte ihm Einstein einen kräftigen Kinnhaken, der den Philosophen zu Boden brachte, und sagte dann: ›Also, was wollten Sie mir erklären?‹ Ich gebe zu, daß Schmerz in dieser Situation lehrreich war.

Der Schmerz jedoch, welcher nur allzuoft terminale Krankheitszustände begleitet, ist absolut überflüssig. Er dient weder zur Warnung noch zur Lehre. Statt dessen absorbiert er in einem der wichtigsten Momente unseres Lebens die Fähigkeit, die Umwelt richtig wahrzunehmen, vernünftig zu denken oder irgendwie mit der Situation fertigzuwerden. Dieser Schmerz hat weder Vergangenheit noch Zukunft: Seine Präsenz beherrscht alles. Das Hospiz sorgt für die Zukunft des Patienten, es sieht sich selbst ja als Wegstation. Deshalb gilt es in einem Hospiz als grundverkehrt, einen Patienten mit Morphin oder anderen Medikamenten psychisch außer Gefecht zu setzen. Eine Opiumhöhle ist nicht der richtige Platz für einen Pilger. Glauben Sie nun, daß der Alltag in einem Hospiz den Tod genauso wie das Leben eines Kriegers einschließt – oder anders gesagt, daß ich weder unrealistisch noch weichherzig bin?«

»Inzwischen halte ich Sie für ausgesprochen erbarmungslos«, antwortet er. »Mein eigener Tod ist etwas, über das ich lieber nichts wissen möchte. Geben Sie mir Opium in meine Pfeife, wenn es einmal so weit ist, und ich werde sie glücklich und zufrieden rauchen.«

»Aha. Andererseits lehnen Sie Psychopharmaka ab?«

»Das habe ich nie gesagt, ich akzeptiere alles, nur, Sie sind so schwierig. Worin liegt denn der Unterschied, ob ich nun diese Pillen schlucke oder ob ich mich von den hochtechnisierten Maschinen überwachen lasse, die Sie so beklagen?«

»Ich habe mich wohl nicht klar genug ausgedrückt. Meiner Meinung nach sollten sich Menschen nicht wie Maschinen benehmen. Sie sollten sich auch nicht als eine maschinenähnliche Konstruktion ansehen, welche nur nützlich ist, solange sie nicht rattert und quietscht und durch Krankheit oder Alter wertlos wird. Ich beklage diese Gedankenbeeinflussung durch die Technik, die Tendenz, daß uns die Maschinen weismachen, wir wären wie sie. Gewiß sollen Psychopharmaka oder operative Methoden zur Schmerzbekämpfung angewandt werden, jedoch nur von Fachleuten, welche Erfahrung darin besitzen und sich ernsthaft darum bemühen, den geistigen Zustand des leidenden Menschen soweit wie möglich wieder seiner gesunden Norm anzunähern. Ich wehre mich zum Beispiel dagegen, Sterbenden LSD zu geben, wie es in den USA vorkommt, damit sie ein religiöses Erlebnis erfahren und dadurch ›gestärkt‹ werden. Chemische Euphorie ist und bleibt chemische Euphorie. Ich kann mir nicht vorstellen, daß religiöse Erfahrung als künstliches Produkt eine authentische ist.«

»Ein leidenschaftliches Bemühen«, sagt der Professor nachdenklich. »Ja, ein leidenschaftliches und am Evangelium orientiertes Interesse: Gewissen ist alles. Aber Sie bringen mich doch nicht dazu, selbst in ein Hospiz zu gehen oder das Konzept zu unterstützen, denn ich habe die große Befürchtung, daß ihr Hospiz-Anhänger mir eure Meinung, wie ich zu sterben habe, aufdrängen wollt, und dagegen wehre ich mich. Nein, danke, ich möchte so sterben, wie ich mir das vorstelle. Oh, ich weiß, was Sie jetzt denken; so ungefähr: ›Na, denn viel Glück auf der Intensivstation, alter Junge!‹ Aber vielleicht wische ich Ihnen eins aus, und es kommt gar nicht dazu. Ich kann zum Beispiel morgen auf einer Bananenschale ausrutschen und mir das Genick brechen; dann ist es eben vorbei.«

»Er redet immer von seiner Bananenschale«, erklärt seine Frau.

»Eigentlich habe ich gerade an etwas anderes gedacht«, antworte ich. »Ich finde es wunderbar, daß Sie, wie General Grant, Ihre Eigenständigkeit bis zum letzten Moment behalten wollen, und das paßt auch zu Ihnen. Sie erinnern mich an einen Patienten in St. Christopher, wie er abends in seinem Lehnstuhl sitzend schlief, mit einer Flasche Portwein neben sich und einer Schreibunterlage auf seinen Knien. Ich möchte mit dem Hinweis auf einen sehr wichtigen Unterschied zwischen dem mittelalterlichen und dem heutigen Hospiz schließen – ich verspreche, das ist mein letzter Punkt, einverstanden?«

»Mir ist alles recht, solange ich nicht nach Paris fahren muß. Ich war schon einmal dort, das reicht«, seufzt er.

»Seit ich St. Christopher erlebt habe, stelle ich mir unter einem Hospiz nicht nur eine medizinische Einrichtung, sondern eine echte Gemeinschaft vor, in der alle Mitglieder wie in einer guten Familie füreinander da sind. Hier haben Leben und Tod, Lehren und Lernen ihren Platz; der Einzelne kann seine Persönlichkeit entfalten und gleichzeitig in das Team hineinwachsen. Diese Gemeinschaft war in etwa bereits in den klösterlichen Hospizen vorhanden, denn das Leben in einem mittelalterlichen Kloster bot eine lebendige Vielfalt. Doch St. Christopher hat den Vorteil, nicht an einen bestimmten Glauben gebunden zu sein; es steht allen offen, ob religiös oder nicht, und man lebt keineswegs in klösterlicher Abgeschiedenheit.«

»Aber Sie wissen doch, wie ein so offener Ort wie das Hôtel-Dieu in Paris endete!«

»Deshalb brauchen wir eben noch weit mehr erstklassige Hospize. Eines da und eines dort reicht einfach nicht aus. Auch in St. Christopher würde Chaos ausbrechen, wenn nicht das Team täglich die Kapazitätsgrenzen berücksichtigen würde, was oft schwer zu treffende Entscheidungen verlangt. Die Integrität der Gemeinschaft steht auf schwankenden Füßen.«

»Gemeinschaft«, überlegt der Professor, »ist ein Begriff, der mich ausgesprochen irritiert. Sie scheinen davon ganz begeistert zu sein. Ich hatte einmal so eine Traumvorstellung von einer Art Gruppe – Künstler, Schriftsteller und solche Leute – und mußte sie aufgeben, weil es, so wie die Menschen eben sind, nicht funktionierte. Gemeinschaft bedeutet für mich, zu Kontakt mit Menschen gezwungen zu sein, die ich vielleicht besonders uninteressant finde.«

»Aber wie ich es hier erlebt habe, unterhalten Sie sich doch ganz gut mit Ihren Freunden!«

»Na ja, das stimmt natürlich, sie finden mich ganz unterhaltsam. Doch ich bin anders als die meisten Menschen, und ich lehne es ab, mit allen anderen in einen Topf, der dann den schönen Namen Gemeinschaft trägt, geworfen zu werden.«

»Die Art von Gemeinschaft, von der ich spreche, will genau das Gegenteil, nämlich, daß jeder seine Eigenheiten behält. Gemeinschaft ist möglich ohne Gleichmacherei. Wenn man einen Körper nur aus Füßen oder nur aus Händen zusammensetzen wollte, käme ein Monster heraus.«

»Trotzdem, ich bin eben ein Eigenbrötler, und da nicht einmal meine Frau mich davon heilen konnte, sehe ich mich als hoffnungslosen Fall an. Sie hilft Ihnen sicher mit Ihren Hospizen, sie würde mit Freuden dort arbeiten oder als Patientin gepflegt werden, wenn es nötig wäre. Ich würde mich lieber wie einen alten Gaul erschießen, und dann wäre es vorbei.«

»Auch auf die Gefahr hin, daß Sie mich für stur halten, möchte ich darauf hinweisen, daß Sie gerade mit dieser Einstellung mehr als alle anderen ein Hospiz benötigen. Ich habe noch nicht die Hausbesuche erwähnt, welche von Hospizen angeboten werden, damit jeder, der sich das wünscht, zu Hause bleiben kann. Wenn Sie schwer krank wären und eine Heilung aussichtslos wäre, könnte ein Team vom Hospiz es Ihnen ermöglichen, in einem erträglichen Zustand in Ihrem Arbeitszimmer zu sitzen, Ihre Pfeife zu rauchen und genüßlich zu schmökern, während Sie nebenbei noch Zeit genug hätten, sich Ihre eigene Strategie zum Sterben zurechtzulegen.«

»Wer stirbt?« fragt seine Frau, faßt sanft seinen Arm und lehnt sich an seine Schulter. »Wir müssen langsam ans Heimfahren denken. Niemand stirbt gerade! Schau nur die wunderbare Aussicht an! Bekommst du da nicht Lust, abzuheben und um die ganze Welt zu fliegen?«

»Nein«, sagt Professor N.

»Ich fühle mich jedes Mal wie ein Astronaut, wenn ich hier herkomme«, fährt sie unbeirrt fort, »ist es nicht großartig, das Weltall? Und da unten liegt die Stadt und sieht ganz winzig aus, obwohl soviele Menschen darin leben. Was sie wohl gerade tun?«

»Sich gegenseitig umbringen, wie immer«, meint er, »und schlechten Wein trinken.«

»Ihr Mann hatte viel Geduld mit mir«, sage ich zu ihr. »Auf Wiedersehen, Herr Professor, und vielen Dank für das gute Gespräch; Ihre Ansichten waren eine willkommene Herausforderung.«

»Ich fand es sehr interessant, was Sie uns da erzählt haben«, meint seine Frau. »Diese Hospize scheinen eine glänzende Idee zu sein: Sie müssen uns das nächste Mal mehr darüber berichten, auch wie man so etwas auf die Beine stellt; hoffentlich haben wir bald in unserem Land viele davon, genauso wie dieses St. Christopher. Und noch etwas möchte ich Ihnen sagen. Egal, wie lange man mit jemandem zusammenlebt, und egal, wie sehr man einander liebt, einer von beiden muß immer zuerst sterben und den anderen allein lassen, das ist schrecklich. Ich habe es bei meiner Mutter erlebt, sie war ein Wrack. Jahrelang saß sie herum und konnte nichts tun. Ich zum Beispiel halte es nicht aus, allein zu sein, ich darf nicht einmal daran denken.«

9. New Haven
Ein Hospiz in Connecticut

Im Laufe des kommenden Jahrzehnts wird die Hospiz-Bewegung keine Neuheit mehr darstellen, sondern in unser Gesundheitswesen integriert sein. Jeder im Gesundheitswesen Tätige ist dann aufgeschlossen gegenüber der Sorge um Sterbende und deren Familien und weiß darüber Bescheid.

Dennis Rezendes, Hospiz New Haven, Connecticut

Ich wurde von einer solch unvergleichlichen Morgendämmerung empfangen, mit einer zarten, langsam verblassenden Mondsichel am Himmel, daß ich mich für eine Stunde im Paradies wähnte. Was sind diese Tage voller Pracht? ... Ich habe die feste Hoffnung, daß sie uns eine Vorahnung geben sollen, Hinweise auf eine erreichbare Daseinsform. Zumindest zeigen sie uns die Vision eines solchen Zustandes, der über uns allen schwebt, dem Reich der Gesegneten, ... sie unterstützen uns im diesseitigen Leben, und wir schleppen uns von einem Tag zum anderen wie ein Wanderer von einem Rastplatz zum nächsten.

Hilaire Belloc

Die Zentrale des Hospizes von New Haven befindet sich in der Innenstadt im Albert-Magnus-College. Auf der Fahrt dorthin, in der Rush-hour, muß ich an die ersten englischen Siedler denken, die vor 300 Jahren in dieses Land kamen. In ein Land mit einem für sie ungewohnten Klima – harte Winter und tropische Sommer. Ein Land, in dem es giftige Pflanzen gab, Schlangen und unbekannte Insekten. Die Neusiedler verstanden die Eingeborenen nicht, und deren Sitten und Gebräuche waren ihnen fremd. Deshalb wählten sie eine archetypische Siedlungsform: Sie kehrten der Wildnis den Rücken zu und ordneten die Frontseiten ihrer Häuser um eine Grünfläche herum an. Aber das Bild der Stadt hat sich, wie überall, im Laufe der Zeit verändert. Heute ist New Haven zwar nicht mehr so hübsch wie früher, aber weitaus faszinierender durch das Nebeneinander der verschiedensten Stilrichtungen: Elegante Wolkenkratzer neben den zierlichen neugotischen Türmchen von Yale, dazwischen eingeklemmt die Backsteinvillen reicher Bürger aus dem letzten Jahrhundert. Was vor 250 Jahren gebaut wurde, steht etwas steif und schüchtern neben wildromantischen Häusern, die in der Viktorianischen Zeit entstanden sind, welche sich wiederum an hochmoderne Konstruktionen aus Stahl und Glas anlehnen. Der Mittelpunkt des einstigen Dorfes, früher eine Weide für Kühe und Schafe, liegt nun verlassen da, auf allen vier Seiten vom Verkehr eingeschlossen; mehrere Kirchen aus dem 18. Jahrhundert, deren Portale tagsüber (wegen der Kriminalität in unserem Jahrhundert) zugesperrt sind, blicken über den weiten Platz. Die verschiedenen Einwanderungswellen überrollten zuerst die Ureinwohner, die Indianer, dann die puritanischen Siedler. Es kamen Einwanderer vom Mittelmeer, aus Irland, Zentral- und Osteuropa sowie aus Afrika mit der Absicht, Besitz zu erwerben, vorwärts zu kommen und sich zugehörig zu fühlen. Die Geschichte New Havens spiegelt in Miniaturform die Geschichte Amerikas wider. Von daher erscheint es logisch, daß an diesem Ort mit all den Narben und Zeichen des jahrhundertelangen Existenzkampfes zahlreicher Einwanderer das erste moderne Hospiz in den Vereinigten Staaten entstehen sollte.

Das Parlament von Connecticut hat gerade beschlossen, dem Hospiz von New Haven Geldmittel für eine stationäre Einrichtung zur Verfügung zu stellen. Durch dieses neue Gebäude, das nach dem Vorbild des Hospizes St. Christopher in London geplant worden ist, sollen in Zukunft terminal Kranke aus New Haven und aus ganz Connecticut medizinisch versorgt werden. Es ist ein Haus mit 44 Betten für diese Patienten geplant; Krankenschwestern und Ärzte, die in Hospizpflege ausgebildet sind, werden in einer wohltuenden Atmosphäre für diejenigen sorgen, die zu Hause nicht mehr adäquat gepflegt werden können, ohne dabei deren Familien und Freunde auszuschließen. So wird verhindert, daß dem Tod geweihte Menschen zu Hause in Schmerzen sterben müssen oder daß sie der teuren und in diesem Zusammenhang inadäquaten Intensivmedizin ausgeliefert werden. Die geplante Einrichtung bietet den Bürgern von

Connecticut also auch finanzielle Vorteile, denn das neue Hospiz hilft Kosten einsparen, für den einzelnen Patienten, den Staat und die Krankenversicherungen, weil hochspezialisierte Apparate für Diagnose und aggressive Therapie nicht benötigt werden. So kommt es zu dem seltenen Fall einer neuen Einrichtung, die sowohl finanziell rentabel als auch ethisch wünschenswert ist.

Das einstöckige Haus, weiß mit roten Fensterläden, in dem sich derzeit die Büros des Hospizes befinden, gleicht heute einem Ameisenhaufen. Überall läuten Telefone, und in jedem Zimmer sind Schreibmaschinen ratternd und klingelnd in Aktion. Das ehemalige Wohnhaus ist genau die Art von verwinkeltem Gebäude mit unerwarteten Treppen und versteckten Schlupfwinkeln, das Kinder so gerne erforschen. Und hier sieht man in der Tat auch einige Kinder, sogar ein Baby in einer Tragetasche im Foyer, dazwischen Krankenschwestern und freiwillige Helfer, die eilig ein- und ausgehen; hier holen sie sich die Liste mit den für diesen Tag vorgesehenen Hausbesuchen. Eine Gruppe junger Frauen, Krankenschwestern und Sozialarbeiterinnen vom Royal Victoria Hospital in Montreal sitzt plaudernd im Foyer und wartet auf Dr. Sylvia Lack, die medizinische Leiterin des Hospizes. Der Direktor für Öffentlichkeitsarbeit, Frank T. Kryza, ein großer, bärtiger Yale-Absolvent, nimmt sich meiner an, wirft mit Fakten und Zahlen nur so um sich, während wir auf der Suche nach einer ruhigen Ecke zum Plaudern durch die Gänge eilen. Heute herrscht hier allgemein Hochstimmung, denn die Gouverneurin hat nicht nur die neunjährigen Anstrengungen der Hospiz-Gruppe öffentlich gewürdigt und den Antrag für die stationäre Einrichtung unterstützt, sondern ihr ganz spezielles Interesse dadurch gezeigt, daß sie in dieser Woche eine persönliche Spende für das Hospiz übergab. Alle drücken die Daumen, daß der Grundstein für das Gebäude wie geplant im Juli 1977 gelegt werden kann.

In der knappen Zeit zwischen den vielen Besprechungen, die sich heute bis spät in den Abend hinziehen werden und morgen mit dem Frühstück weitergehen, teilt mir der Verwaltungsdirektor Dennis Rezendes seine Gedanken über die Zukunft des Hospiz-Konzepts in den Vereinigten Staaten mit: er spricht schnell, ohne Umschweife. Seine Kenntnis auf diesem Gebiet ist beeindruckend, ebenso die Tatsache, daß dieser sehr praktische, robuste, politisch geschickte Mann ein Ziel im Kopf hat, das manchem Skeptiker als reine Utopie und Vision erscheinen mag. Man kann ihm schwerlich wiedersprechen, wenn er sagt: »Schauen Sie, es geht tatsächlich. Wir tun es ja bereits. Unser Team hat sich förmlich aufgeopfert, um Patienten zu Hause pflegen zu können, und es ist ihnen in 68 Prozent der Fälle gelungen; noch vor einem Jahr waren es nur 52 Prozent. Aber gleichzeitig stellte sich heraus, daß wir doch eine Station haben müssen. Wenn ein Kranker Pflege und ärztliche Betreuung rund um die Uhr braucht, geht es nicht anders. Wir planen jetzt, Bungalows auf dem Grundstück zu errichten – dort können kurzzeitig Patienten und deren Angehörige zusammen wohnen, rund um die Uhr von uns gepflegt werden und trotzdem ihr Privatleben aufrechterhalten. Es gibt Menschen, die in einer solchen kritischen Situation mehr Intimsphäre benötigen als andere. Wir müssen uns damit ganz realistisch auseinandersetzen. Je vermögender zum Beispiel Patienten sind, desto eher sind sie sogar von der eigenen Familie isoliert und daran gewöhnt, von einer angestellten Pflegekraft abhängig zu sein. Ich hatte anfangs auch Zweifel, ob die alteingesessenen Familien hier im Osten der Vereinigten Staaten überhaupt auf das Hospiz-Konzept ansprechen würden.«

Neue Programme können selbstverständlich nur dann erfolgreich sein, wenn sie von der Öffentlichkeit richtig verstanden und aktiv unterstützt werden. Das scheint bei dem Hospiz von New Haven in Connecticut der Fall zu sein. Vor vier Monaten löste die Ablehnung eines Antrags auf finanzielle Unterstützung des Hospizes eine Flut von Beschwerden empörter Bürger von Connecticut aus, was schließlich dazu führte, daß die Gouverneurin sich persönlich für die klar geäußerten Anliegen der Bürger einsetzte.

Mit dieser Anerkennung von höchster Stelle erreichte die Entwicklung des Hospizes von New Haven die vierte und letzte Phase in einem Prozeß, der von George Rosen in seiner umfassenden Studie »A History of Public Health« (1958) als typisch für unsere Gesellschaft dargestellt wird. Laut Rosen ist der erste Schritt zur Lösung eines Problems im Gesundheitswesen die Erkennung dieses Problems durch einzelne Personen oder eine kleine, einflußreiche Gruppe. In der zweiten Phase schaffen Interessengruppen Modelleinrichtungen – wie das Hospiz New Haven oder das Hospiz Marin –, um praktizierbare Lösungsmöglichkeiten zu entwickeln. Als dritter Schritt wird versucht, die Öffentlichkeit darüber aufzuklären und staatliche Stellen für die Sache zu gewinnen; und schließlich folgt, wenn sich das neue Modell bis hierher behaupten konnte, die Bestätigung und weitere Unterstützung durch den Gesetzgeber.

Die Entwicklung einzelner Hospize in den Vereinigten Staaten entsprach genau diesem Schema, und die explosionsartige Ausbreitung der Hospiz-Bewegung über das ganze Land hinweg fällt ins Auge. Vor zehn Jahren waren Hospize außerhalb Englands so gut wie unbekannt; selbst vor zwei Jahren gab es, wenn meine Nachforschungen stimmen, lediglich drei Gruppen in den Vereinigten Staaten, die Patienten nach den Regeln von St. Christopher betreuten: das Team in New Haven, das Hospiz von Marin und eine interdisziplinäre Gruppe im Krankenhaus St. Luke, New York, die gut, aber nur in beschränktem Umfang arbeitete. Heute ist die Landkarte im Foyer der Zentrale in New Haven voller Merkzeichen für neugegründete Hospiz-Teams in allen Teilen des Landes, von Honolulu und Seattle hinüber nach Maine, aber genauso im südlichen Kalifornien oder Florida.

Daß gerade New Haven vor neun Jahren den Sprung ins Unbekannte wagte, ist zum Teil in der Geschichte der Stadt begründet, zum Teil ist es dem hohen intellektuellen Niveau der Universität und dessen Klinikum zuzuschreiben. Doch wie so oft in diesen Fällen ist es zum größten Teil der zielstrebigen, harten Arbeit einzelner weitblickender Persönlichkeiten zu verdanken.

Reverend Dobihal, Professor für Krankenseelsorge an der Yale Divinity School und Leiter der Krankenhaus-Seelsorge am Yale-New-Haven-Klinikum, ist einer von ihnen, ebenso Florence Wald, damals Dekanin der Nursing-School an der Universität. Beide hatten sich schon intensiv mit den Problemen sterbender Patienten inmitten der hochtechnisierten Medizin auseinandergesetzt, bevor sie sich bei einem der Vorträge trafen, die Dr. Saunders in den 60er Jahren in Yale hielt, um das Hospiz St. Christopher und dessen Grundsätze der Patientenbetreuung vorzustellen. Zusammen mit einer Krankenschwester, einem Theologen und einem Kinderarzt gründeten sie das Hospiz New-Haven. Die kleine Gruppe gewann schnell Anhänger aus den verschiedensten Berufssparten und Konfessionen: Protestanten und Katholiken, Christen wie Juden.

Früh am nächsten Morgen treffe ich mich mit Reverend Dobihal in seinem Büro in der Universitätsklinik und frage ihn nach dem spirituellen Aspekt der Hospiz-Gruppe New Haven. »Unsere heutige Gesellschaft ist noch nicht ökumenisch«, ist seine Antwort. »Religiöse Gruppen existieren hier Seite an Seite, aber getrennt voneinander. Das war von Anfang an ein Punkt, der für Spannungen in der Hospizarbeit gesorgt hat, aber man kann diese Spannungen kreativ nutzen. Viele von uns, wahrscheinlich die meisten, haben religiöse Beweggründe für diese Arbeit, doch im täglichen Umgang kommt das im allgemeinen nur unterschwellig zum Ausdruck. Für mich ist die Hospizarbeit Gottesdienst im wörtlichen Sinn, wodurch Sterben eine feierliche Dimension erhält. Aber ich kann darüber keine tiefsinnige Konversation mit einem Menschen führen, der Schmerzen im Unterleib hat und auf einem feuchten Laken liegt. Zunächst kümmern wir uns um die körperlichen und medizinischen Probleme. Wir tun, was nötig ist, damit sich der Patient wieder als menschliches Wesen fühlen kann. So betrachtet ist das, was meine Frau Shirley als Krankenschwester im Hospiz leistet, ein wichtigerer Teil des Gottesdienstes als meine Arbeit. Das meine ich mit unterschwellig, und dasselbe habe ich auch in St. Christopher gespürt, wo ich 1969 in meinem Freisemester als Vertreter des dortigen Geistlichen arbeitete. Jeden Tag war ich dort, notierte meine Beobachtungen und die Ansichten des Personals. Eigentlich hätte ich angesichts der engen Kopplung von Kirche und Staat in der englischen Gesellschaft, die noch dazu wesentlich homogener als unsere ist, einen größeren Unterschied zu Amerika erwartet. Als ich vor meiner Abreise meine Beobachtungen zusammenfaßte, überraschte ich übrigens einige mit meiner Schlußfolgerung, daß in St. Christopher viele Aspekte einer Glaubensgemeinschaft vorhanden sind: die Zusammengehörigkeit, der Gemeindecharakter und die damit zusammenhängende Fürsorge in ihrer Arbeitsweise. Manche hatten das so noch gar nicht gesehen.

Hier bei uns arbeiten ganz verschiedene Gruppen von Menschen zusammen, und einer der Gründe, warum wir trotzdem ein starkes Zusammengehörigkeitsgefühl haben, liegt wohl darin, daß wir nicht allzu viele sind; wir unterstützen uns gegenseitig in ganz ähnlicher Weise wie in St. Christopher, wenn es auch manchmal im Detail etwas anders aussieht. Wir lassen jedem von uns Spielraum, auch die Patienten werden niemals zu einem Gespräch gedrängt. Wenn sie über etwas sprechen wollen, gut, wenn nicht, so ist das ihre Sache. Wir lassen sie wissen, daß wir immer für sie da sind, das ist alles.«

Reverend Dobihal seufzt, gestikuliert mit den Händen und macht ein tragikomisches Gesicht, als er nun Erinnerungen an die vielen Mühen in den 70er Jahren hervorholt, die vor der Gründung des Hospizes New Haven durchzustehen waren: Gespräche, Termine, Konferenzen, Forschungsteams und verschiedene Projektgruppen. Überzeugt davon, daß St. Christopher das beste Modell für ein Hospiz darstellt, ging es darum, gründlich zu lernen, wie und nach welchen Richtlinien dieser Betrieb funktioniert, und das alles (Pharmakologie, Psychologie, Finanzen) auf amerikanische Verhältnisse zu übertragen. Die nötigen Mittel mußten beschafft und die Aufgaben zwischen den Mitarbeitern verteilt werden. Vor allem galt es, zusammen mit den Krankenhäusern, den niedergelassenen Ärzten, Sozialleistungsträgern und religiösen Gemeinschaften festzustellen, wie groß das Bedürfnis nach einem Hospiz war. Das Hospiz wurde 1971 als gemeinnützige Körperschaft mit Reverend Dobihal als Präsident gegründet; später wurde er auch Vorsitzender des Beirates. Verschiedene Stiftungen stellten Geld für Forschung und Öffentlichkeitsarbeit zur Verfügung. Diskussionsrunden und andere Veranstaltungen wurden organisiert, die Medien wurden auf das Hospiz aufmerksam, freiwillige Mitarbeiter fanden sich ein, von denen viele im Gesundheitswesen beschäftigt waren. Aber erst im Jahre 1973, nach einem weiteren Besuch von Dr. Cicely Saunders, die inzwischen die Ehrendoktorwürde der Universität Yale erhalten hatte, fühlte sich die Gruppe ausreichend vorbereitet, um die ambulante Pflege von Patienten zu übernehmen. Was die Mitarbeiter nun brauchten, war ein in der Hospizarbeit erfahrener Arzt, der die extrem schwierige und herausfordernde Aufgabe des ersten medizinischen Leiters übernehmen konnte. Sie wandten sich auch an Dr. Saunders und sahen in einem Film, den sie nach New Haven mitgebracht hatte, eine junge Ärztin bei der Arbeit mit Patienten in St. Christopher. »Wären Sie mit Dr. Lack einverstanden?« fragte Dr. Saunders. Die Gruppe war so beeindruckt und begeistert, daß auf der Stelle nach London telefoniert und Dr. Sylvia Lack die Stelle angeboten wurde.

»Man rief mich an«, führt Sylvia Lack die Geschichte weiter, »und fragte mich, ob ich nicht für ein Jahr in die Vereinigten Staaten gehen möchte. Das war zehn Tage, bevor ich eine Stelle in der Geriatrie hätte antreten können, die ich schon seit langem übernehmen wollte. Ich stimmte der Empfehlung von Dr. Saunders zu, zumindest mit ihnen darüber zu reden. Dann nahm ich das Angebot an, ohne mir allerdings zu dem Zeitpunkt darüber im klaren zu sein, daß für den Anfang nicht einmal Patienten da waren, die ich hätte betreuen können.« Eine weitere Subvention vom National Cancer Institute war nötig, um den Betrieb anlaufen zu lassen. Als alle Unterlagen zusammengestellt waren, legte Dr. Lack sie persönlich in Washington vor. Die 31jährige Sylvia Lack hat ein liebenswürdiges, jugendliches Wesen und scheut sich nicht, wie so viele Engländer und Angloamerikaner, Emotionen zu zeigen; gleichzeitig bringt sie ihre Anliegen aber mit unverkennbar solidem Fachwissen und sprühender Intelligenz vor. Eigentlich verfügt sie über zwei verschiedene Stimmen: die eine sehr leicht, sehr jung und eher irreführend, die andere tiefer und fester, die Stimme von jemandem, der viel Erfahrung gesammelt hat und Autorität ausüben kann. »Sylvia Lack ist unsere Geheimwaffe«, hatten mir bereits viele Leute unabhängig voneinander erzählt. Sie kam neu in die Gruppe, als Ausländerin, als Frau, gewohnt, Verantwortung zu übernehmen. Sie schaffte es, daß man ihr zuhörte und gewann viele Menschen für die Hospiz-Idee, die zuvor uninteressiert oder sogar ablehnend eingestellt waren. Ihre Vorträge rührten die Zuhörer oft zu Tränen, aber auch zum Griff nach dem Scheckheft oder dazu, als freiwillige Helfer im Hospiz mitzuarbeiten; trotzdem hat sie gegen derartige Verpflichtungen in letzter Zeit »rebelliert«, wie sie mir erklärt, weil sie fand, daß sie zu sehr von der Sorge um die Patienten abgehalten wurde und auch kaum mehr Zeit hatte, sich um die Mitarbeiter und deren Weiterbildung zu kümmern. Dennis Rezendes meint dazu: »Sie hat bei dem Personal die Voraussetzung für einen sich immer weiter entwickelnden Teamgeist geschaffen, zum Teil deshalb, weil sich bei ihr die sonst typische devote Haltung einer Krankenschwester einem Arzt gegenüber nicht einstellt. Sie ist jung, gut aussehend und sehr intelligent. Sie weiß, was sie tut, und kann sich unglaublich gut ausdrücken.«

»Wie finden Sie sich eigentlich mit unseren demokratischen Gewohnheiten zurecht, Sie kommen doch aus einer Gesellschaft, die viel stärker an hierarchische Strukturen gewöhnt ist?« frage ich Dr. Lack, während wir zu Mittag in ihrem Büro ein paar Sandwiches verschlingen, die sie selbst für uns geholt hat. »Nun, wir sind eben ein Team«, antwortet sie lächelnd. »Aber ich bin hier schon oft genug hochgenommen worden – besonders anfangs –, wenn wir stundenlang über einem Problem brüteten, bis jemand seufzte und sagte: ›Es ist wohl wieder Zeit für einen von Sylvias Team-Beschlüssen.‹ Ich habe hier, glaube ich, genausoviel Verantwortung zu tragen wie Dr. Saunders für St. Christopher, aber wir arbeiten alle zusammen und tun, was getan werden muß.«

»Worauf stützt sich Ihr Personal? Psychiatrie, Religion? Gemeinschaftsgeist?« »Nicht Psychiatrie«, meint sie. Vielmehr trifft für die hier Beschäftigten ihrer Ansicht nach dasselbe zu, was in einer Studie über die Abteilung für Palliativbetreuung des Royal Victoria Hospitals in Montreal herausgefunden wurde. Diejenigen, welche im Hospiz »hängenbleiben«, sind erstens Personen mit einer ausgeprägten religiösen Überzeugung und zweitens extrovertierte Menschen, die sich gerne um andere kümmern und ihnen helfen. Die Arbeit ist anstrengend und ganz eindeutig nicht jedermanns Sache. Kürzlich wurde

Dr. Lack auf einer Veranstaltung von einem der Zuhörer gefragt, welche Vorkehrungen im Hospiz New Haven für die psychiatrische Beratung der Sterbenden getroffen worden seien, und sie antwortete völlig ernsthaft: »Aber ich halte doch Sterben nicht für eine psychiatrische Erkrankung!«, woraufhin sie, ohne daß sie das beabsichtigt hatte, tosenden Applaus erhielt. Dem Hospiz stehe jedoch ein Psychiater zur Verfügung, erklärte sie mir, der einmal pro Woche ohne feste Tagesordnung mit Personal und freiwilligen Helfern zusammensitze und auf Wunsch auch für eine persönliche Beratung zur Verfügung stehe.

Ich erfahre weiter, daß das Hospiz New Haven ganz ähnliche Methoden anwendet und Medikamente verordnet wie St. Christopher; zum Beispiel die regelmäßige Einnahme eines Morphin-Präparates in einer ausreichend starken Dosierung, um Schmerzen auszuschalten, damit die Patienten von der dauernden Angst vor Schmerzen loskommen. »Wir versuchen, eine günstige Atmosphäre für offene Gespräche mit unseren Patienten zu schaffen. Niemand wird dazu gedrängt, über Tod und Sterben zu reden, aber wir zeigen durch unsere Einstellung, daß wir dazu bereit sind. Verleugnen kann ein nützlicher und angemessener Abwehrmechanismus sein. Wenn der Patient aber bewußt damit zurechtkommen will, dann möchten wir den nötigen Freiraum dafür zur Verfügung stellen.«

»Wie sind Sie auf die Hospizarbeit gestoßen? Wo hat es für Sie angefangen?«

»In Indien«, sagte sie. »Ich bin dort aufgewachsen. Mein Vater war beruflich in Kalkutta tätig. Ich kann mich erinnern, daß Mutter Teresas Schwestern regelmäßig an unsere Küchentür kamen und um Nahrungsmittel baten. Das war jedes Mal ein Ereignis, und mir wurde erklärt, daß dies etwas sehr Wichtiges sei. Diese Schwestern vertreten tatsächlich die Ansicht, daß ein Mensch erst dann essen darf, wenn die Hungrigen ihre Mahlzeit erhalten haben. Dann arbeitete ich als junges Mädchen einen Sommer lang in einem Waisenhaus im Himalaya.« (Mit wenigen Worten berichtet sie von ihrem »Paulus-Erlebnis« und greift dann die Erzählung wieder auf.) »Mir wurde daraufhin klar, daß ich Medizin studieren muß. Ich wollte Augenärztin werden; viele tausend Menschen in Indien sind blind durch Krankheiten, die mit einfachen Mittel geheilt werden könnten. Täglich sah ich, wie Dutzende von Menschen eng hintereinander am Boden hockten und auf den Doktor warteten, der ihren grauen Star entfernen würde. Seine Assistenten trafen bei jedem die Vorbereitungen, und dann ging er durch, eilig, von einem zum anderen. Dann kam ein anderer Assistent und verband sie, und bald darauf konnten Leute, welche jahrelang blind gewesen waren, wieder sehen. Ich hielt das für absolut fabelhaft. Später in England, als internistische Assistenzärztin, wurde ich mit sterbenden Patienten konfrontiert (die Chefärzte waren nicht mehr an ihnen interessiert), und ich sah, wie sie in die vier Betten am äußersten Ende der großen Station gesteckt wurden. Und dann, bei den großen Visiten, gingen die Ärzte zu jedem Patienten, aber kurz vor den letzten vier Betten brachen sie die Visite ab. Ich versuchte, Fragen zu erfinden, irgend etwas, um ihre Aufmerksamkeit auf diese Patienten zu lenken, aber sie kamen mir bald auf die Schliche. Dann hieß es plötzlich gegen Ende der Visite, oh, Sylvia, könntest du bitte..., und ich wurde weggeschickt, um etwas anderes zu erledigen und somit aus dem Weg zu sein.

Eine Patientin, die in elendem Zustand neun Monate dort war, beschäftigte mich besonders. Sie litt an starken Schmerzen, verschlimmert durch Familienprobleme, für die sich niemand interessierte. Ihre Medikation war ungenügend, hatte nicht die richtige Zusammensetzung, und niemand kümmerte sich um sie als Person. Früher war die Gartenarbeit ihre große Freude gewesen. Nach ihrem Tod fiel mir ein, daß es gut gewesen wäre, wenn wir wenigstens darauf reagiert und ihr einen kleinen Miniaturgarten neben das Bett gestellt hätten. Was hätte das für sie bedeuten können! Und das genau ist in einem Hospiz eben möglich. Während ich als Assistenzärztin in der Ophthalmologie (Augenheilkunde) arbeitete, zogen mich gerade die älteren Leute an und jene, deren Sehfähigkeit immer schlechter wurde. Es faszinierte mich zu beobachten, welche Stärke in diesen Menschen steckte, die sich an das Alter oder neue Belastungen gewöhnen mußten, an ein völlig neues Leben, daran, daß sie nicht mehr unabhängig sein würden, sondern völlig hilflos und auf fremde Unterstützung angewiesen. Und doch zeigten sie unter solchen Lebensumständen soviel Tapferkeit und Güte. Meine existentielle Frage war da natürlich: Was heißt Mensch sein? Viele der sterbenden Patienten wurden von diesem Krankenhaus an das Hospiz St. Joseph überwiesen, dadurch lernte ich diese Institution kennen. Nach der Assistenzarztzeit arbeitete ich halb in St. Joseph, halb in St. Christopher, mit dem Ziel vor Augen, als Facharzt für Geriatrie zu arbeiten. Gerade als mir die Stelle angeboten wurde, die ich haben wollte, kam der Telefonanruf von New Haven. Wie Sie sehen, bin ich immer noch da.«

Als ich an diesem Nachmittag im Foyer kurz innehalte, um mich zurechtzufinden, komme ich mit einer Gruppe von freiwilligen Helfern ins Gespräch, die sich zu einem »Familienessen« getroffen haben – viele mit ihren Kindern – und sich jetzt nach einem Vortrag eines Gastdozenten noch gemütlich zusammensetzen.

Sue Cox, die dieses Programm leitet, erzählt mir, daß das Hospiz derzeit über eine Gruppe von fünfzig freiwilligen, ausgebildeten Helfern und Helferinnen aller Altersstufen verfügt, obwohl es niemals aktiv dafür geworben habe. Die meisten kamen nach Vorträgen, aufgrund von Berichten in den Medien oder durch Mundpropaganda. Neun qualifizierte Krankenschwestern und einige Hilfskrankenschwestern sind darunter, doch alle bekamen erst eine acht- bis zehnstündige Einführung von Sue Cox, arbeiteten dann eine Zeitlang zusammen mit einer Krankenschwester des Hospizes, bevor ihnen entsprechende Aufgaben zugewiesen wurden. Wer keine Erfahrung in Krankenpflege besitzt, kann viele andere wichtige Funktionen übernehmen und so diejenigen entlasten, die spezialisierteres Wissen mitbringen. Alle werden untereinander gleich und genauso behandelt wie das angestellte Personal des Hospizes. »Bei uns werden Freiwillige mehr respektiert als in irgendeiner anderen Organisation, die ich kenne«, meint Sue Cox, »und das ist wichtig für unsere Teamarbeit. Wir treffen uns täglich, um unsere Arbeit durchzusprechen, und einmal pro Woche findet eine Team-Konferenz mit den Sozialarbeitern, Ärzten und allen Krankenschwestern statt. Wir arbeiten mit anderen Organisationen in der Umgebung zusammen, die uns aufgrund des hohen Niveaus der medizinischen und pflegerischen Betreuung respektieren. Wir nehmen uns viel Zeit, um unseren Patienten zuzuhören, und das ist auch der Grund für unsere flexible Arbeitszeit. In einer Woche arbeiten vielleicht fünfzehn Leute überhaupt nicht (wir haben mehr als sechzig Personen auf der Warteliste, und sie werden eingesetzt, sobald sie gebraucht werden). Es ist wichtig für sie, auch einmal auszusetzen; denn ein freiwilliger Helfer im Hospiz opfert sehr viel mehr als seine Zeit – er gibt, im Wortsinn, sich selbst.«

In der Nähe der Eingangstür unterhält sich ein älterer Herr mit einem jungen, vielleicht 19jährigen Mann, der wie ein Yale-Student aussieht. Ein Student und sein Professor vielleicht? Oder ein Beiratsmitglied, der gemeinsam mit seinem Sohn zu Mittag gegessen hat? Es stellt sich heraus, daß beide freiwillige Helfer sind. Der ältere Herr erzählt mir, daß er Geschäftsmann war, inzwischen ist er pensioniert. Er hörte Sylvia Lack vor einiger Zeit während einer Einladung bei Kingman Brewster, dem Präsidenten von Yale, sprechen und war fasziniert. »Ich konnte nicht verstehen, warum nicht gleich auf der Stelle ein Hut herumgegeben wurde. Wohlhabende Gäste waren genug da. Viele hätten ansehnliche Schecks ausgestellt. Das fiel mir so ein, ärgerte mich, und dann kam ich, um das Büro zu finden und einen Scheck loszuwerden. Na, seitdem bin ich hier, arbeite als Freiwilliger. Ich bin sozusagen Ausfahrer für alles Mögliche. Ich spreche gern mit Patienten beziehungsweise höre meistens zu. Sie mögen es, jemanden um sich zu haben, der nicht gehetzt ist, und ich habe an dem Tag, an dem ich pensioniert wurde, aufgehört, in Eile zu sein. Ich arbeite hier, weil es mir Spaß macht.«

»Ich habe mich zum Medizinstudium entschlossen«, fällt der Student ein. »Wir können nicht länger die Sterbenden übergehen, nur weil wir in einer Gesellschaft leben, die den Tod verleugnet. Das muß sich ändern, und die Medizin muß sich ändern. Wir alle müssen unser Bewußtsein schärfen. Bevor ich hier arbeitete, wußte ich nicht so recht, was ich mit meinem Leben anfangen soll. Jetzt ist das kein Problem mehr.«

»Was spielt sich in unseren medizinischen Fakultäten und Universitätskliniken heutzutage ab?« fragt Dr. Morris Wessel, Professor für Pädiatrie an der Yale-Universität und einer der Gründer des Hospizes New Haven. »Man geht hinein und läßt seine Humanität draußen.« Wir sitzen in seinem Wohnzimmer, in einer ruhigen Gegend von New Haven, und trinken Tee. »Warum haben die Ärzte aufgehört, der menschlichen Seite ihrer Patienten Beachtung zu schenken?« fragt er; und weiter: »Alle diese Herren Doktoren, die herumsitzen und sich gegenseitig mit ihren Gesprächen über Krankheiten, nicht Menschen, beeindrucken, habe ich satt, es ist wirklich manchmal ein Trauerspiel. Wie konnte diese Art von Ethos entstehen? Natürlich überweise ich Kinder mit Leukämie an einen Spezialisten, aber ich kümmere mich trotzdem weiterhin um sie. Meine Kollegen fragen mich oft: ›Wie kannst du es aushalten, mit den Eltern eines todkranken Kindes über die Krankheit zu reden, und wenn das Kind gestorben ist, die emotionalen Ausbrüche über dich ergehen lassen?‹ Sie wollen emotional keinen Anteil nehmen. Warum nicht? Natürlich tut es einem weh, aber wie kann man sich um ein Kind kümmern, ohne wirklich Anteil zu nehmen, ohne die ganze Familie zu kennen und sie so zu akzeptieren, wie sie ist? Ich muß heftige Diskussionen auf mich nehmen, aber ich mag es, weil ich weiß, daß es hilft, und weil ich dazu da bin. Genau das kann nämlich ein Doktor in solch einer tragischen Situation anbieten: Er kann die Eltern und andere Familienmitglieder in ihrer Verbitterung akzeptieren und trotzdem das Gefühl vermitteln, daß er sich um sie sorgt. Sehen Sie, wir brauchen viel mehr Hausärzte in diesem Land, Ärzte, die die Medizin als Ganzes betrachten und sich der Familie als ganzer widmen. Wir müssen aufhören, unsere berufliche Tätigkeit in lauter winzige Spezialgebiete aufzuteilen, in den Krankenhäusern, den Universitäten und Praxen. Ärzte und Krankenhauspersonal müssen das Ergebnis ihrer Arbeit sehen; und die jungen Ärzte müssen wieder begreifen lernen, daß Menschen sterben. Es passiert, und das ist die Realität. Sie sollten einen Teil ihrer Ausbildung in einem Hospiz machen, damit sie aus erster Hand erfahren, um was es eigentlich geht.«

»Ärzte können nicht für alles verantwortlich sein«, meint

seine Frau, die einen Teller mit Gebäck hereinbringt. »Manchmal glaube ich, wir erwarten zu viel von ihnen.«

»Ich beschuldige nicht die Ärzte«, sagt er, »ich beschuldige das System, das dahinterstehende Ethos, die Art von Ausbildung, die den Medizinstudenten heutzutage geboten wird. Es wird nämlich deutlich signalisiert, durch verbale oder nonverbale Hinweise: Also, wenn du Arzt werden willst, dann höre lieber jetzt und gleich auf, menschlich zu sein.‹ Studenten, die sich wirklich um ihre Patienten kümmern, werden oft belächelt. Das ist doch verrückt.«

Graue Bäume, graue Felder, grauer Himmel, Schneeschauer gegen die Windschutzscheibe; das Land mutet seltsam leer und fahl an, als ich nun nordwärts fahre und schließlich mein Ziel erreiche, eine neue Siedlung inmitten grauer Bäume und grauer Hügel. Patti Ruot, eine seit den ersten Anfängen im Hospiz New Haven tätige Krankenschwester, ist vor kurzem mit ihrer Familie hier hingezogen. Ich möchte von Patti Ruot etwas über ihre Arbeit im Hospiz erfahren. »Es ist eine spirituelle Sache«, beschreibt Patti die Arbeit im Hospiz, »eigentlich ist es eine Weltanschauung, nicht nur ein Job. Und ich meine nicht spirituell im Sinne von Religion, also mit Geistlichen und so. Sie gehören natürlich auch dazu, und ich glaube, wir haben *über sie* genau soviel wie *von ihnen* gelernt. Ich meine unsere Einstellung, das hundertprozentige Engagement füreinander und für unsere Patienten, das finden Sie wohl kaum woanders. Wir sind die ganze Zeit mit Tod und Sterben konfrontiert, und ich werde oft gefragt, ob einen das nicht depressiv stimmt, aber das trifft wirklich nicht zu. Traurig schon, aber nicht depressiv. Je näher man in Berührung damit kommt, desto weniger fürchtet man sich davor. Ich fühle mich in den Familien, in denen ich mithelfe, wie eine Tochter oder wie eine Schwester. Ich habe in meiner Ausbildung gelernt, daß eine Krankenschwester objektiv und innerlich unbeteiligt bleiben, ihre Arbeit tun und den Blick auf die Uhr nicht vergessen soll. Auch wir im Hospiz müssen natürlich unsere Arbeitsstunden genau aufschreiben, die Fahrzeiten, sogar die Zeit für die schriftlichen Arbeiten, damit alles seine Ordnung hat, aber uns fällt es schwer, in der Hospiz-

Routine daran zu denken. Zeit ist unwichtig. Wir erledigen die anstehende Arbeit, aber wenn wir dringend gebraucht werden, können wir nicht einfach heimgehen. Menschen sterben nicht nur zwischen 9 und 17 Uhr. Doch ich erlebe nicht nur Negatives; oft erlebe ich unerwartet schöne Dinge in den Familien.«

Pattis Sohn Brian, fünf Jahre alt, rennt herum, während wir uns unterhalten, und die eineinhalbjährige Melissa sitzt im Laufstall neben uns. Ich bitte Patti, die Organisation des Pflegepersonals im Hospiz zu beschreiben, und sie liefert mir höflich, wenn auch mit weniger Interesse, die Fakten. Das Hospiz verfügt über 62 Stellen für Pflegepersonal; es wird in rotierenden Schichten und mit Rufbereitschaft gearbeitet. Patienten können an das Hospiz grundsätzlich von jedem überwiesen werden, müssen aber von ihrem behandelnden Arzt eine Einwilligung mitbringen, um angenommen zu werden. Eine Krankenschwester besucht die Familie für eine erste Beurteilung. Wenn die Familie in das Pflegeprogramm übernommen wird, trägt sie auch für diese Familie die Hauptverantwortung, um die Kontinuität zu wahren. Ein Verwandter oder Bekannter sollte ständig im Haus sein, und der Patient muß nahe genug bei New Haven wohnen, damit eine intensive Betreuung möglich ist.

»Aber jetzt möchte ich Ihnen gern noch etwas von einer Patientin erzählen«, sagt Patti, nachdem sie das Pflichtprogramm erledigt hat. »Wir hatten eine liebenswürdige alte Dame zu betreuen, die so verwirrt war, als wir sie das erste Mal besuchten, daß sie dachte, in einem Altenheim zu sein. Sie sagte: ›Schauen Sie, in was für einem schmutzigen Heim sie mich abgestellt haben‹, dabei war es ihr Zuhause. Nun, wir fanden heraus, was los war: Einsamkeit, Rückzug und falsche Medikamente. Als sie die richtigen Medikamente bekam, wurde sie wieder so gesellig, daß sie mit mir vor dem Fernseher saß und über Politik diskutierte. Sie war wirklich eine scharfsinnige alte Dame. Ich werde sie nie vergessen.

Ich habe auch die Erfahrung gemacht, daß die Sterbenden uns durch das, was wir für ihren Körper tun, näherkommen und Zutrauen gewinnen. Sehr oft kommt es vor, daß Patienten während eines Bades oder während einer Rückenmassage plötzlich ihre Probleme vorbringen. Sie erzählen uns alles mögliche. Eine junge Mutter zum Beispiel war aufgebracht über ihre Situation, sie war so jung, warum sollte gerade sie sterben? Sie regte sich über ihr körperliches Aussehen auf, quälte sich mit der Vorstellung, wie unattraktiv sie für ihren Mann sein müsse, wollte mit aller Kraft so lange leben, bis ihre Tochter die Schule abgeschlossen hatte. Ich konnte all das mit ihr teilen und ihr etwas helfen, weil ich mit ihr die Situation teilte, weil ich erlebte, was sich abspielte. Ich warf ihr nicht von außen ein paar nette Worte zu. Aber wenn ich gefragt werde: ›Was sagst du denn zu ihnen, Patti?‹ kann ich gar keine Antwort darauf geben. Ich weiß keine generell geeigneten Antworten und kenne auch kein Patentrezept. Ich versuche, so aufrichtig wie möglich und wirklich da zu sein. Einmal fragte eine Patientin ganz plötzlich: ›Wie fühlt man sich beim Sterben?‹ und brach in Tränen aus. Ich sagte, daß ich es auch nicht wüßte, weil ich es noch nicht durchgemacht hätte. Ich habe viele Male mit meinen Patienten geweint, aber das drückt mich nicht nieder, im Gegenteil, es richtet mich auf. Die Tatsache, daß ich so viele Sorgen und Gefühle mit ihnen teilen kann, macht mich glücklich, und ich bin froh, ihnen in kleinen Dingen behilflich sein zu können.« Man muß, wie es Patti ausdrückt, eben eine »Hospiz-Person« sein; es ist nicht nur ein Job.

Eine »Hospiz-Person« ist anscheinend jemand, der instinktiv weiß – egal ob er den lateinischen Ursprung des Wortes kennt oder nicht –, daß Hospitalität die Fähigkeit bedeutet, Gast oder Gastgeber zu sein, oder auch beides, und gleichviel Befriedigung in diesen beiden Rollen zu finden. Es kommt eigentlich darauf an, Freiraum zu schaffen, in dem die Menschen so sein können, wie sie sind. »Würdig sterben« ist ein ziemlich unglücklicher Ausdruck, denn was bedeutet das für jemand, der noch nie großen Wert auf Würde gelegt hat? Liegt nicht unsere eigentliche Würde im Menschsein? Und wenn uns schon die Natur ohne eigenen Verdienst auf mysteriöse Weise in eine höhere Bewußtseinsstufe versetzt hat, warum müssen wir uns andauernd damit brüsten und doch so sparsam damit umgehen und zu allen Zeiten strammstehen? Der Umgang mit Lebenden ist notwendigerweise der Umgang mit Leben, das bereits das Siegel des Todes trägt; aber der Umgang mit jenen, die sich gerade anschicken, die letzte Reise anzutreten, ist ein Privileg, das nicht mit normalen Maßstäben gemessen werden kann. Gegen das Dunkel beginnen diese Menschen zu leuchten, wenn ihnen nur ein wenig Raum in zärtlicher Umgebung gegönnt wird. Und die Menschen, die das Glück haben, diesem Ereignis mit ganzem Herzen beizuwohnen, werden dadurch mit Licht und Wärme erfüllt.

Ein Sterbender war es, der in aller Öffentlichkeit sich selbst schenkte – obwohl er öffentliche Auftritte scheute – und dadurch wohl mehr für die Unterstützung der geplanten stationären Einrichtung des Hospizes New Haven leistete als alle noch so richtigen und stichhaltigen Argumente. Das Leben und Sterben von Eugene Cote, Marineoffizier im Ruhestand, ein von Natur aus zurückgezogener, unabhängiger, zufriedener Mann, wird deshalb bei vielen, die ihn nie gekannt haben, in dankbarer Erinnerung bleiben. Als ich abends in die kleine Stadt fahre, die mit ihren engen, gewundenen Gassen und den stolz angestrahlten, vieltürmigen Kirchen noch dem Dorf aus dem 18. Jahrhundert ähnelt, spüre ich, daß ich mich, nur zehn Minuten entfernt von New Havens lauter Betriebsamkeit, plötzlich im Herzen von Neu-England befinde, in einer gewachsenen Gemeinde mit ausgeprägtem Geschichtsbewußtsein.

Barbara Cote, die Witwe von Eugene Cote, und ihre beiden fast erwachsenen Söhne, Michael und Robert, begrüßen mich wie eine alte Freundin des Hauses: Ich möchte mit ihnen über das Hospiz reden und etwas über die Hospiz-Pflege erfahren, die sie ja selbst ganz direkt miterlebt haben. Barbara ist gerade aus dem Chor gekommen, recht müde, wie sie sagt, aber sie sieht noch frisch und unternehmungslustig aus, eine robuste und attraktive Frau, blond, mit lebhaften Gesten, offensichtlich nicht nur eine begeisterte Sängerin, sondern eine ebensolche Erzählerin.

»Ich weiß nicht, was wir ohne das Hospiz getan hätten«, beginnt sie. »Wie soll ich Ihnen nur beschreiben, wie es war, bevor diese Leute geholfen haben! Mein Mann hatte einen Herzinfarkt gehabt, und sein Herz war recht schwach. Als man Krebs bei ihm entdeckte – Michael, Robert, wann ist Papa ins Krankenhaus gekommen für diese Bestrahlungstherapie? – Ja, es war im Jahre 1973, da wollten sie keine Operation riskieren, weil das Herz zu schwach war. So kam er nach Hause, und meistens lag er auf der Couch, auf der Sie gerade sitzen, und es war schrecklich. Er war wirklich nicht wehleidig, aber er hatte so starke Schmerzen, daß er selbst bei der geringsten Berührung oder Bewegung aufschrie. Die beiden Jungen und ihre Schwester Patty waren damals noch kleiner, aber sie blieben abwechselnd die Nacht über bei ihm, jede Nacht, und versuchten ihm zu helfen. Er bekam auch Chemotherapie. Und so ging das weiter und weiter, bis uns das Krankenhaus schließlich das Hospiz empfahl. Wir hatten schon davon gehört, wußten aber nicht so recht, was genau dahintersteckte. Sie kamen sofort hierher, Patti, die unsere Krankenschwester war, und Dr. Lack. Es war ein Unterschied wie Tag und Nacht. Für uns alle begann ein neues Leben. Sie machten niemals leere Versprechungen. Sie sagten, sie würden uns soviel wie möglich helfen und die Schmerzen wegbringen – und sie schafften es. Eugene nahm anfangs den Hospiz-Mix alle vier Stunden und fühlte sich bald soviel besser, daß er ihn nur noch alle sechs Stunden brauchte. Ein Jahr lang war er wieder der alte, es war unglaublich. Er hatte einen klaren Kopf, scherzte und interessierte sich für alles, traf sich jeden Tag mit seinen alten Kameraden in ihrer Stammkneipe. Ich bemerkte damals eine echte Veränderung an ihm, in seiner Einstellung zum Leben. Er war immer etwas zugeknöpft gewesen, aber nun war er viel offener, zog die Standpunkte anderer in Erwägung, ging viel stärker auf Leute außerhalb der Familie ein. Es war wirklich wunderbar zu beobachten, wie er sein Leben genoß und für jeden Tag dankbar war, denn wir wußten natürlich die ganze Zeit über, daß der Krebs weiterhin in ihm steckte.

Dann kam die Zeit, als die Mitarbeiter des Hospizes hier in unserer Stadt im Baureferat ihre Pläne für die stationäre Einrichtung vorlegten und zu einer Versammlung einluden, um die

Bevölkerung zu informieren und ihre Zustimmung zu erhalten. Eugene und ich nahmen an dieser Veranstaltung teil. Viele Leute wußten gar nicht, was eigentlich eine Hospiz-Bewegung ist, einige meinten, so etwas sei doch schrecklich oder zumindest deprimierend und wollten deshalb keine derartige Einrichtung in ihrer Nähe haben. Dann sprach ein Architekt, der die Pläne zeigte und erklärte, und es sah so aus, als ob ein guter Teil der Leute unentschlossen war, ob sie dafür oder dagegen sein sollten. Da stand plötzlich Eugene auf – noch nie in meinem Leben war ich so überrascht, er mag es nämlich überhaupt nicht, im Rampenlicht zu stehen – und sagte: ›Ich bin einer von diesen terminal kranken Krebspatienten, um die sich das Hospiz kümmert...‹. Er gebrauchte tatsächlich diesen Ausdruck: terminal krank. Also, Sie hätten eine Stecknadel, ja sogar eine Feder im Raum fallen hören können. Dann fuhr er fort und beschrieb, was die Hospiz-Pflege für sein Leben bedeutet, und als er fertig war, stand ich auf. Ich weiß nicht einmal mehr, was ich sagte. Vermutlich erzählte ich, was für uns, die restliche Familie, das Bewußtsein bedeutete, daß wir uns Tag und Nacht auf die Hospizpflege verlassen konnten, wann immer wir sie brauchten.

Als es dem Ende zuging, rief ich die Zentrale an und sagte, ich würde es einfach nicht mehr schaffen, ich müßte mehr Hilfe haben. Alle Mitarbeiter haben sogenannte Piepser bei sich, so daß sie immer erreichbar sind. Und kaum hatte ich mich umgedreht und wollte wieder die Treppe hinaufgehen, da läutete auch schon das Telefon, und ich wurde gefragt, was man für mich tun könnte. Bereits nach fünfzehn Minuten stand ein Krankenwagen vor unserer Tür. Wenn man sich so auf etwas verlassen kann, dann ändert das wirklich die ganze Situation. Das Personal im Krankenhaus war wunderbar, und alle halfen uns sehr. Aber das, was das Hospiz leistet, ist einfach etwas grundlegend anderes.

Nun, Sie wissen ja, wie die Abstimmung ausging, und ich bin sehr froh darüber. Denn wenn es damals in Eugenes letzten Tagen schon die Station gegeben hätte, wäre es in vieler Hinsicht leichter für uns gewesen.

Aber da die stationäre Hospiz-Einrichtung noch nicht existierte, mußte er ins Krankenhaus zurück. Im Krankenhaus setzten sie erst einmal alle Medikamente ab, um sie dann langsam wieder aufzubauen. Ich konnte es kaum mit ansehen, wie sehr er unter seinen Schmerzen litt. Er hatte mir ganz klar gesagt – ich kann mich noch genau erinnern, er saß da drüben am Eßtisch –, daß er keine künstliche Lebensverlängerung wolle, falls er einmal in eine solche Lage kommen sollte. Wir hatten auch genügend Zeit, gemeinsam alles durchzusprechen, was er bisher erledigt hatte, Versicherung, Papiere, Steuern. Es ist übrigens etwas ganz anderes, hier zu Hause, wo ich mich sicher fühle, darüber zu reden, als im Krankenhaus. Dann erlitt er einen Schlaganfall, konnte nicht mehr sprechen und kam auf die Intensivstation. Wie konnte ich sicher sein, ob er dieser Maßnahme immer noch ablehnend gegenüberstand? Die Krankenschwestern vom Hospiz kamen daraufhin ins Krankenhaus und zeigten mir, wie ich trotzdem noch mit ihm Kontakt haben könnte; wenn er mir zustimme, solle er nur meine Hand drücken. So fragte ich: ›Möchtest du den Weg gehen, den wir gemeinsam abgesprochen haben?‹ und ich sah, wie angestrengt er versuchte, meine Hand zu drücken, bis er es schließlich schaffte. Da wußte ich, was richtig war, und auch der Geistliche meinte, man müsse seinen Wunsch respektieren. Die Ärzte waren sehr verständnisvoll und hielten ihn nicht länger auf der Intensivstation. Ich blieb bis zum Ende bei ihm, dachte an die schönen Zeiten und hoffte, er würde sich auch daran erinnern; zum Beispiel an unsere Fahrt durch die Blue Ridge Mountains im letzten Jahr. Er war damals schon recht schwach, ohne die Hilfe vom Hospiz hätten wir die Reise gar nicht machen können. Dann unsere Silberne Hochzeit in demselben Jahr – was hatten wir für ein schönes Fest. Das hätten wir ohne die Hilfe des Hospizes auch nicht mehr erleben können. Ich habe vieles, wofür ich dankbar sein kann, 25 schöne Jahre mit ihm.

Als alles vorbei war, war ich sehr müde und hatte Probleme mit dem Schlafen. Ich und Schlafstörungen, ich konnte es kaum glauben! Und dann wurde ich immer wieder krank, kleinere Sachen, eine Erkältung nach der anderen. In dieser Zeit merkte ich, was es bedeutet, von denjenigen nicht abgeschoben zu werden, mit denen man all das durchgestanden hat. Wenn ich mich nicht im Hospiz melde, dann rufen sie bestimmt an oder kommen vorbei, um zu sehen, wie es mir geht. Patti und die anderen gehören inzwischen fast zu unserer Familie, und ich habe sie in einer ganz besonderen Weise in mein Herz geschlossen.«

Wir kommen auf den Bekanntenkreis der Familie Cote zu sprechen, Barbaras Kirchengemeinde, ihre zahlreichen Freunde und Nachbarn. Barbara Cote geht mit Begeisterung ihrem Beruf als Lehrerin nach, sie pflegt ihre Kontakte mit Freunden und Bekannten und wird von allen geschätzt. Doch selbst unter diesen Umständen war es für sie äußerst wichtig, daß das Hospiz sie in ihren schlimmsten Stunden unterstützte und begleitete, als sie mühsam damit rang, mit dem Verlust ihres Mannes fertigzuwerden.

»Was sagen Sie dazu, daß die stationäre Hospiz-Einrichtung gegenüber Ihrer Schule errichtet wird?« frage ich sie.

»Ich finde das wunderbar«, antwortet sie enthusiastisch. »Die Patienten können die Kinder beim Spielen beobachten und vorbeigehen sehen, und die Kinder sollten auch für das Hospiz interessiert werden. Sterben gehört zum Leben dazu, sie sollten es nicht als etwas Geheimnisvolles und Schauderhaftes ansehen, etwas, das man besser verborgen hält. Hospizpatienten klagen nicht mehr über Beschwerden und sind in einer so guten geistigen Verfassung, daß ich mir für ein Kind keine bessere Einführung in diese Problematik vorstellen kann, als diese Menschen zu sehen und mit ihnen als Nachbarn zusammenzuleben.«

Es fällt mir schwer, mich von dieser freundlichen Familie loszureißen, obwohl es schon recht spät ist und ich weiß, daß ich morgen Connecticut verlassen muß. Aber man kann unter solchen Umständen nicht einfach ein »Interview« machen und dann gehen. Der Fragende wird Teil des Prozesses, bringt seine innersten Gefühle mit ein und wird somit in den Organismus des Hospizes eingebunden, als Nehmender und Gebender. War es ein glücklicher Zufall, daß das Hospiz einem bestimmten Mann und einer bestimmten Familie in dieser Stadt Zeit und Freiraum zum Leben gab? War es eine Laune des Schicksals oder die unverrückbare Vorsehung, daß diese Familie in der entscheidenden Versammlung die erhaltenen Wohltaten so vielfältig vergelten konnte? Jeder von uns wird es wohl anders beurteilen. Es könnte fast ein modernes Märchen sein. Ein unheilbar Kranker wird hier dank liebevoller Pflege zum Wohltäter – ein eindrucksvolles Beispiel dafür, welche Wirkung dieses Nehmen und Geben haben kann.

Einen Korridor entlanggehen, an dessen Ende sich die geschlossene Tür eines Patientenzimmers befindet, mit dem Gefühl, gehen zu können: eine alltägliche Selbstverständlichkeit, die uns doch so unendlich viel bedeutet. Der Patient, der nicht mehr gehen kann, lebt zwar in derselben Welt wie ich, aber wieviel anders ist diese Welt. Wenn ich die Tür öffne, wird es geschehen. Wir haben zwei Stunden Zeit, um unsere beiden Welten zusammenbringen – der Vorgang, genannt »Hospiz«, kann sich abspielen, doch er läßt sich nicht erzwingen oder im voraus planen.

Auf dem Schild an der Tür steht »Laut klopfen«, was ich befolge. Eine ärgerliche Stimme fordert mich auf, hereinzukommen und die Tür hinter mir zu schließen. Ich gehorche. Dunkle Augen, dunkle Haare, ein junger, braungebrannter, unbekleideter Oberkörper, die dünnen Beine abgewinkelt auf Kissen gelagert, eine leichte Baumwolldecke darüber. Ein Krankenhausbett, obwohl dies ein Privathaus ist. Ein Griff zum Hochziehen über dem Bett, in Reichweite um das Bett herum Bücher, Stereo-Anlage, CB-Funkgerät, Aktenschränke, Pflanzen, ein kleiner Kühlschrank, Bilder, Siegespreise, Musikinstrumente, Regale voller Papiere und Notizen. Er scheint etwa 25 Jahre alt zu sein, und im Moment wirkt er verärgert. Sehr verärgert sogar. Er hat mich natürlich schon erwartet und ist bestens darauf vorbereitet, mir seine Meinung zu sagen. Wir geben uns die Hand, ich setze mich, und wir schauen uns an.

»Am besten stelle ich gleich mal klar«, legt er los, »daß ich nicht terminal krank bin. Ich bin ein sehr, sehr seltener Fall, und ich bin eine Ausnahme. Ich werde nicht sterben. Ja, ich habe Krebs, aber ich lasse mich nicht unterkriegen. Ich habe zwei unterschiedliche Biopsien*, die beweisen, daß kein Mensch weiß, was zum Teufel mit mir los ist. Was ich brauche, ist endlich mal jemand, der kapiert, daß ich kein Fall wie jeder andere bin, und der dann was tut. Ich bin bereit, mit jedem zu reden und überall hinzugehen, und sie können mich als Versuchskaninchen gebrauchen, wenn sie wollen, aber sie sollen endlich einsehen, daß ich überhaupt kein typischer Fall bin. Ich bin etwas anderes. Es hat im Kreuz angefangen, ich ging deswegen zu einem Chiropraktiker, und dadurch verlagerten sich die Schmerzen einfach weiter nach unten. Dann fuhr ich nach Kalifornien. Ich war Manager einer guten kleinen Rock-Band – vorher war ich der Schlagzeuger, aber da haben sie mich rausgeworfen, weil ich ein besserer Manager war als sonst jemand von der Gruppe. Kalifornien tat mir gut, aber ich bekam Krebs. Ich erfuhr das, als ich dort in ein Krankenhaus ging, und sie sagten mir, ich hätte die Wahl zwischen ... he, ich erzähle Ihnen die ganze Story, ich will das aufgenommen haben. Warum haben Sie denn keinen Kassettenrecorder?«

»Ach, Entschuldigung, aber ich benutze ihn nie, wenn ich mit Patienten rede.«

»Warum nicht? Mir ist nichts peinlich. Ich habe nichts zu verbergen. Sie können der ganzen Welt von mir erzählen, das kümmert mich nicht, vielleicht kommt dann jemand und kuriert mich. Nennen Sie ruhig meinen Namen. Ein Typ von der Zeitung war auch schon da und schrieb meine Story, er hatte einen Recorder.«

»Ich glaube, ich höre besser so zu.«

»Na, wie Sie meinen, Hauptsache, Sie bringen eindeutig zum Ausdruck, daß ich kein Drückeberger bin und nicht aufgegeben habe. Ich weiß, wie schnell man in dieser Welt links liegengelassen wird, wenn man nicht kämpft. In dem kalifornischen Krankenhaus wollte man mich operieren, das ganze Bein und noch eine ganze Menge um die Hüfte herum wegschneiden. Das war das einzige, was ihnen einfiel. Na, ich hatte wirklich

* Biopsien: Gewebsentnahmen, die mikroskopisch untersucht werden, um eine genaue Diagnose zu ermöglichen (Anm. d. Übers.)

nicht vor, so einen Mist mit mir machen zu lassen, so sagte ich ihnen, daß ich's woanders probieren werde. Wenn sie schon im voraus zugeben, daß mich nicht mal das kurieren würde, warum sollte ich's machen lassen? So ging ich zu dieser Klinik in Chicago, dann nach New York, da war ich zwei Wochen im Krankenhaus...«

Schnell und wütend erzählt er weiter von seiner Pilgerfahrt kreuz und quer durchs Land in seinem Kleinbus, der nun vor dem Haus steht, seit er ihn nicht mehr fahren kann. Er erzählt von den unterschiedlichen Ansichten zweier Ärzte (und zeigt mir die Berichte), von seinem Schriftverkehr mit der Mayo-Klinik. Dann ließen seine Kräfte so sehr nach, daß er nach Hause zurückkehren mußte.

»Ich bin unabhängig«, sagt er, »und schon von jeher ein Einzelgänger. Mein Vater ließ uns sitzen, als ich noch klein war; ich war sein ältester Sohn. Aber ich brauche ihn nicht. Ich brauche niemanden. Hier so liegen zu müssen – das ist jetzt schon die fünfte Woche, daß ich auf meinem Rücken liege –, macht mich noch verrückt. Ich versuche, Diät zu halten, mit viel Proteinen und Vitaminen und lauter solchen tollen Sachen, aber das kostet einiges, und das ist wirklich hart für den Rest der Familie.« Er macht eine Pause, zündet sich eine schmale, elegante Zigarre an und mustert mich schweigend. Schließlich sagt er: »Wollen Sie es sehen?«

»Ja, wenn es Ihnen nichts ausmacht.«

»Es macht mir nichts aus, schauen Sie es sich ruhig an.« Er schlägt die Decke bis zu seinen Knien zurück. Ein weiter Bereich über seiner linken Hüfte ist geschwollen, sieht eher blaß aus und fühlt sich fest und glatt an.

»Haben Sie Schmerzen?« frage ich.

»Jetzt gerade nicht, aber vielleicht später. Die Schmerzen sitzen jetzt eher im Kopf. Ich denke mir halt, es gibt vielleicht doch eine Möglichkeit, so etwas zu bekämpfen, nur weiß es noch niemand, und wenn sie es dann endlich herauskriegen, ist es zu spät für mich. Irgend so ein Doktor in New York wollte eine Strahlentherapie anfangen. Vor einem Monat dachte ich noch, das ist die Lösung, das Ding wird einfach kaputtgemacht und aufgelöst, und dann würde ich es sogar rauswürgen, wenn man Krebs so loswerden könnte. Meine Freunde transportierten mich liegend nach New York, aber als ich dort war, teilte mir dieser Typ mit, daß sie es bei mir doch nicht probieren wollten. Einfach so – eiskalt –, nein und fertig. Nicht daß ich ihn heruntermachen möchte, wahrscheinlich ist er auch nur von jemand anders vorgeschickt worden, um mir das zu sagen, aber das war wirklich ein Tiefpunkt für mich. Ich kann keine Musik mehr machen. Früher war ich ein recht brauchbarer Schlagzeuger, wir waren eine gute Band. Ich versuchte es dann mit Bongos, aber ich konnte das bald auch nicht mehr. Dann dachte ich daran, Gitarre zu spielen, doch ich bin einfach zu schnell erschöpft. Nein, jetzt geht's schon noch. Sie kennen Dr. Lack? Ich mag sie sehr gerne. Ja, diese Leute vom Hospiz, die sind in Ordnung, sie machen einem nichts vor und bringen einen auch nicht ins Delirium, aber das heißt noch lange nicht, daß ich aufgebe. Das wäre das Letzte, was ich tue.«

»Schauen Sie, dort stehen meine Medikamente«, sagt er und legt sich zurück; er spricht jetzt etwas langsamer, zwischendurch schließt er die Augen. »Alles ist da. Vor ein paar Wochen kam Dr. Lack und brachte einiges mit ihren Mitteln in Ordnung. Davor stopfte ich mich mit Methadon voll, das war eine verdammt schlechte Sache. Ich spritze mich jetzt selbst – das haben sie mir beigebracht –, wenn auch ungern, denn ich mag harte Drogen überhaupt nicht, davon habe ich genug gesehen in der Rock-Szene, Leute, die sich mit diesem Zeug ihr Leben ruinieren und ganz blöd werden. Nachmittags rauche ich oft etwas Gras – Marihuana –, dadurch bekomme ich Appetit, und den muß ich aufrechterhalten. Da, das ist eine meiner Pfeifen, die habe ich selbst geschnitzt. Früher habe ich solche Pfeifen sogar verkauft. Dort drüben hängt ein Bild von mir, ich wette, Sie erkennen mich nicht, das war vor zwei Jahren. Damals war ich noch ganz gut in Form. Ich glaube, ich werde jetzt müde.«

»Ich gehe in einer Minute.«

»Haben Sie den Siegespreis gesehen? Das war ein CB-Wettbewerb, ich war der Funker, der am weitesten kam – nein, da oben auf dem Kühlschrank, Sie schauen in die falsche Richtung, drehen Sie sich um – ja, das machte Spaß, ich wollte eigentlich immer gewinnen. Ich bin viel herumgekommen. Es gab auch ein Mädchen; na ja, nicht nur eins, aber auch nicht zu viele. Ich war ständig auf Achse. Ich glaube, ich war praktisch an allen halbwegs interessanten Plätzen im Lande, jetzt kann ich ja nirgends mehr hin. Sie schauen das Kreuz über meinem Bett an; das heißt nicht, daß ich religiös bin, das heißt nur, daß es jemand hingehängt hat. Ich war ein paarmal im Konfirmandenunterricht, dann schwänzte ich, und der Pfarrer kam schließlich und sagte, wenn ich wenigstens in die letzte Stunde kommen würde, könnte er ein Auge zudrücken und mich trotzdem konfirmieren. Ich dachte mir, das ist aber ein seltsamer Kuhhandel, es kann nicht viel wert sein, wenn es so einfach ist und sie einen so dringend haben wollen, deshalb lehnte ich dankend ab. Man kann mich also nicht gerade als religiös bezeichnen. Ich glaube auch nicht an so Sachen wie Hölle und Fegefeuer.« Er spricht inzwischen sehr langsam und mit geschlossenen Augen. Das kleine Zimmer ist recht eng, die Luft etwas drückend. Er bemüht sich, die Decke mit den Füßen zu richten. Ich versuche ihm dabei zu helfen, er schaut mich an und lächelt. »Wenn ich sterbe«, sagt er, »möchte ich eingeäschert werden. Oder vielleicht sollte ich meinen Körper den Wissenschaftler zur Verfügung stellen, damit sie herausbekommen, was die Diagnose war. Aber wenn sie es feststellen, werde ich es nie erfahren, oder?«

»Vielleicht doch.«

»Vielleicht mache ich eine Seelenwanderung und komme als Hund wieder, das wäre lustig, nicht wahr«, sagt er ohne zu lächeln.

»Nein, nicht als Hund, das paßt nicht zu einem Schlagzeuger.«

Wir lachen beide. Ich ziehe meinen Mantel an. Seine Augen sind nun sehr müde, er greift sich mit einer Hand an die Stirn.

»Sie fahren heute noch nach Kalifornien?«

»Ja. Es wäre mir lieber, ich könnte es noch etwas aufschieben, aber ich muß.«

»Grüßen Sie Kalifornien von mir«, sagt er.

»Das mache ich.«

Wir tauschen noch ein paar Worte aus. Lächerlich, das Händeschütteln, die Versicherung, in Kontakt zu bleiben. »Vielen,

vielen Dank«, sage ich. Als ich schon an der Tür bin, höre ich ihn ganz leise sagen: »Geben Sie auf sich acht, Sie haben einen langen Weg vor sich!«

Im Anschluß an meinen Besuch kam es durch die Vermittlung des Hospizes New Haven zu einem Wiedersehen mit dem Vater, der ihn nach vierzehn Jahren zum erstenmal aufsuchte und sich mit ihm versöhnte. Kurz vor seinem Tod rief ich ihn auf seinen Wunsch hin an. Er bat mich, in meinem Buch seinen vollen Namen zu nennen, was ich ihm gern versprochen habe: Gute Reise, Jim Burnham!

10. Eine Frage der Intensität
Notwendige Voraussetzungen für eine qualifizierte Hospizpflege

Die alte Ordnung schwindet, das Neue bricht hervor,
und Gott zeigt sich auf seine Weise,
daß nicht Gewohnheit diese Welt regiert...
Doch nun Lebwohl. Ich geh' auf weite Reise...
ins Inseltal von Avilion.
Es kennt nicht Hagel, Schnee noch Regen,
nur sanfte Winde; und es liegt
gar fröhlich da mit Wiesen, schönen Hainen,
die Äste schwer mit Obst, vom Meer umspielt;
dort will ich meine bittren Wunden heilen.

Alfred Lord Tennyson

Die Zeit ist reif für die Verwirklichung der Hospiz-Idee, deshalb ist es wichtig, sowohl der Bevölkerung als auch denen, die sich beruflich damit auseinanderzusetzen haben, das Konzept nahezubringen. Hier handelt es sich nämlich nicht um eine kurzlebige Modeerscheinung oder eine Marotte, sondern es geht buchstäblich um Leben und Tod und um ethische Fragen, mit denen wir uns alle irgendwann auseinandersetzen müssen. Die Geschichte und Philosophie der Hospiz-Bewegung sind eng miteinander verknüpft. Man kann vieles darüber erfahren, wenn man in einem Hospiz wie St. Christopher in London, im Marin-Hospiz in Kalifornien oder im Hospiz-Team von New Haven mitarbeitet. Doch das allein garantiert nicht, daß wir für uns, unsere Familien und Freunde genau dieselbe Art von Betreuung erwarten können. Nur durch Standards, die bis ins letzte Detail ausgefeilt sind, läßt es sich verhindern, daß die Hospiz-Idee ausgenutzt und mißbraucht wird, was leider dann sehr oft vorkommt, wenn eine neue und gute Idee viele Anhänger findet. Dies muß jedoch unter allen Umständen in einer so schwerwiegenden Angelegenheit wie der Betreuung terminal kranker Menschen verhindert werden.

Die notwendigen Voraussetzungen für eine qualifizierte Hospizpflege müssen genau festgelegt werden. Wir sollten also, bevor wir uns mit einigen recht unterschiedlichen Hospiz-Modellen in England, Kanada und den USA beschäftigen, all das zusammenfassen, was wir bis jetzt über Hospize erfahren haben.

Zunächst ist ein Hospiz eine sorgende Gemeinschaft. Damit ist nicht eine Handvoll Menschen gemeint, die die gute Absicht haben, anderen irgendwie zu helfen. Der Ausdruck Hospiz bezeichnet vielmehr eine Gruppe von Menschen, die zu einer Gemeinschaft zusammenwächst, weil alle dasselbe Ziel vor Augen haben: das physische und psychische Wohlbefinden ihrer todkranken Patienten und deren Familien. Die Mitglieder einer Hospiz-Gruppe bringen ihre Fähigkeiten, aber vor allem auch ihre Persönlichkeit ein; sie sind ein Kreis, dessen Mittelpunkt der sterbende Patient ist, mit dem Glauben daran, daß ein kranker Mensch mehr ist als nur ein hinfälliger Körper.

Für den Christen gehört der Kranke zum Leibe Christi. Der Jude wird im Kranken einen vom Himmel gesandten Engel sehen, der im Alten Testament auf Gottes Geheiß Botschaften überbrachte und deshalb willkommen geheißen und gestärkt wurde. Im Islam, Hinduismus und anderen Religionen existieren entsprechende Auffassungen. Auch überzeugte Humanisten ohne Religionszugehörigkeit besitzen ähnliche Wertvorstellungen. Will sich jemand einer Hospiz-Gruppe anschließen, so muß er nicht einer Glaubensgemeinschaft angehören; unabdingbar für eine sinnvolle Mitarbeit aber ist es, sich mit den Geheimnissen und spirituellen Dimensionen des Lebens zu beschäftigen. Eine sorgende Gemeinschaft entwickelt sich nicht unter Menschen, die im anderen nur dessen Beitrag für das auf Nutzen ausgerichtete Gruppenziel sehen. Deshalb können Hospize nicht auf dem Papier konstruiert werden. Diejenigen, welche in einem Hospiz mitarbeiten, ohne dafür geeignet zu sein und ohne zu verstehen, um was es eigentlich geht, verlieren im allgemeinen bald das Interesse und hören wieder auf. Man könnte das als eine Art »Selbstreinigungsmechanismus« bezeichnen.

Zweitens ist ein Hospiz der Zusammenschluß hochqualifizierter medizinischer Fachkräfte. Das Ärzteteam muß nicht nur über eine gute allgemeine Ausbildung verfügen, sondern auch über die neuesten Methoden der Schmerzkontrolle informiert sein, die in St. Christopher oder in anderen Zentren entwickelt werden. Psychiater und Pharmakologen werden ebenso wie ein erfahrenes Pflegepersonal benötigt, auf dessen Kompetenz und Einfühlungsvermögen das Hospiz ganz besonders angewiesen ist. Ein Hospiz muß die ganze Woche, auch sonntags, rund um die Uhr den Patienten und deren Familien zur Verfügung stehen. Es genügt nicht, daß eine Gruppe den Vorsatz faßt, sich um Sterbende zu kümmern; solange nicht auch »harte Medizin« dahintersteht, verdient diese Gruppe nicht die Bezeichnung Hospiz. Gesundbeter und religiöse Vereinigungen leisten selbstverständlich auch Hilfe, sind aber keine Hospize. Gruppen oder einzelne, die einen »sanften Tod« versprechen, indem sie mit den Kranken irgendeinen Hokuspokus veranstalten, ob mit oder ohne Medikamente, sind soweit von der Hospiz-Idee entfernt, daß die Vorstellung, sie könnten den Namen Hospiz für sich in Anspruch nehmen, absurd erscheint; dennoch gibt es Anzeichen dafür. Dies sollte mit allen Mitteln verhindert werden.

Drittens kümmert sich das Hospiz nicht nur um den Patienten, sondern um die ganze Familie. Die angebotenen Leistungen betreffen alle möglichen praktischen Probleme, von Transporthilfen bis zur Beratung in Geldangelegenheiten oder bei der Abfassung von Testamenten. Auch psychische Unterstützung ist durch Psychotherapeuten gewährleistet, die im Team mitarbeiten – wenn irgend möglich präventiv, aber auch beratend auf Wunsch. Die seelischen Bedürfnisse von Patient und Familie ernst zu nehmen, ist ein wesentlicher Bestandteil der Pflege, und deshalb bieten, in enger Zusammenarbeit mit dem Hospiz, Geistliche wie Laien verschiedener Konfessionen ihre Hilfe an. Die Hospiz-Gemeinschaft nimmt die Patienten, die Familie und enge Freunde nicht nur während der letzten Tage des Sterbenden mit offenen Armen auf, sondern unterstützt die Hinterbliebenen auch darüber hinaus in der schweren Zeit der Trauer.

Viertens sorgt die Hospiz-Gemeinschaft für so viele Patient-

Familien-Einheiten, wie es die personelle Besetzung erlaubt, wobei die Auswahl ohne Rücksicht auf Rasse, Glauben oder Zahlungsfähigkeit erfolgt. Die finanzielle Basis unterscheidet sich von Hospiz zu Hospiz; meistens gibt es mehrere Quellen, und wenn eine Familie für die Leistungen aufkommen kann, wird eine Bezahlung gern entgegengenommen. Das Hospiz darf sich jedoch nicht bereichern; es ist eine gemeinnützige Institution, der öffentliche Zuschüsse und private Spenden anvertraut werden, weshalb seine Buchführung jederzeit überprüfbar sein muß.

Fünftens handelt ein Hospiz nach seinen eigenen Prinzipien, die nicht die eines Krankenhauses oder Pflegeheims sind. Deshalb muß das Hospiz unabhängig von anderen Institutionen arbeiten können. Verschiedene Hospize entwickeln aufgrund unterschiedlicher Voraussetzungen und Bevölkerungsstrukturen etwas voneinander abweichende Programme. Ein Krankenhaus ist kein Hospiz und kann auch nicht einfach dazu umfunktioniert werden, indem ein Trakt oder eine Station mit sterbenden Patienten belegt werden. Ein Pflegeheim ist ebenfalls kein Hospiz und wird es nicht dadurch, daß ein neues Schild mit dieser Bezeichnung an den Eingang genagelt wird. Ein Hospiz muß von innen her wachsen, bis es professionelle Hilfe anbieten kann, die auf ganz bestimmten Ansichten über den Sinn von Leben und Tod basiert. Dies wird in der täglichen Arbeit sichtbar, in den einfachsten wie anspruchsvollsten Tätigkeiten. Ausgesprochen wichtig ist, daß das Hospiz öffentlich in Erscheinung tritt. Ein gut funktionierendes Hospiz erkennt man daran, daß es als kleinere Gemeinschaft jederzeit der größeren Gemeinschaft zur Verfügung steht, von der es akzeptiert und verstanden wird.

Schließlich benötigt jedes Hospiz sein eigenes Gebäude. In England begannen Hospize meist als stationäre Einrichtung; später wurde das Angebot erweitert, und die Patienten, die in der unmittelbaren Nachbarschaft des Hospizes wohnten, wurden zu Hause betreut. Anders dagegen verlief bis jetzt die Entwicklung in Amerika. Die Mehrzahl der Hospize dort besteht aus einem interdisziplinären Team, das sich um Patienten in deren eigener Wohnung kümmert, sie manchmal auch in Pflegeheimen oder Krankenhäusern aufsucht. Doch die Erfahrung dieser Gruppen hat gezeigt, daß unter diesen Umständen oft Probleme auftreten, die nur in einer speziell für Hospizpflege ausgestatteten Einrichtung gelöst werden können. Das stationäre Hospiz soll keine von der Umwelt isolierte Festung, sondern einen Ort des Lebens darstellen, an dem Sterben als natürlicher Teil unserer menschlichen Pilgerfahrt betrachtet wird und der Tod die ihm aufgrund dieser Einstellung gebührende Würdigung erfährt. Die Patienten, aber auch Familien, Freunde, Kinder und sogar Haustiere, sollen spüren, daß sie aufrichtig willkommen sind. In einem stationären Hospiz sind persönliche Gegenstände und all die Annehmlichkeiten erwünscht, die zum Lebensstil des Sterbenden dazugehören, wie spezielle Leckerbissen, Wein, Musik oder Ruhe und Zurückgezogenheit. Auch für das Wohlergehen der Besucher sollte gesorgt werden; zum Beispiel die Ermöglichung einer Übernachtung im Hospiz. Ehepaare sollten gerade in den letzten Stunden die Gelegenheit haben, Zärtlichkeiten auszutauschen. Pflanzen, Blumen und Grünanlagen spielen im Hospiz eine wichtige Rolle, weil sie, wie Musik und die anderen schönen Künste, an bleibende und immer wieder entstehende Kräfte in der Natur und im menschlichen Geist erinnern. Die medizinische Betreuung muß darauf abzielen, das Wohlbefinden des Patienten zu jeder Zeit so gut wie möglich zu gewährleisten; Wiederbelebungsversuche oder künstliche Lebensverlängerung haben keinen Platz in einem Hospiz. Die intensive Pflege der Patienten verlangt weit mehr Pflegepersonal, als in Krankenhäusern oder Pflegeheimen für dieselbe Bettenzahl zur Verfügung steht. Auch Geistliche sollen mehr als üblich sichtbar und ansprechbar sein und ihre Hilfe denen anbieten, die zum Zeitpunkt ihres Sterbens darum bitten; Elisabeth Kübler-Ross hat ihn als »das letzte Stadium der Reife« bezeichnet. Vom Hospiz ausgebildete freiwillige Helfer können viele einfache, aber wichtige Aufgaben übernehmen, denen in dieser Situation eine so große Bedeutung zukommt. Sie können den Patienten Freude bereiten und das Personal entlasten. Das Leben der Gemeinde muß auf ganz natürliche Weise im Hospiz weitergehen. Wenn alle Beteiligten – freiwillige Helfer, Pfarrer,

Küchen- und Reinigungspersonal, Ärzte, Krankenschwestern – sich ständig dafür einsetzen, dann kann das alles gelingen (wie bereits in St. Christopher) in einer Atmosphäre der heilsamen und erfrischenden Sauberkeit, aber ohne die kalte Sterilität eines Krankenhauses oder die abstoßende Gleichgültigkeit eines Pflegeheimes.

Wenn ein Patient stationär in ein Hospiz aufgenommen werden muß, so zeigt das manchmal sogar Vorteile gegenüber einer noch so perfekten Pflege zu Hause. Die Familien kommen bei ihren Besuchen im Hospiz in Kontakt miteinander, was sich oft als sehr fruchtbar erweist, weil sie ähnliche Gefühle haben. Sie können sich gegenseitig stützen, wenn es darum geht, mit Trauer und Verlust fertigzuwerden. Viele Familien kümmern sich auch um andere Familien, bringen deren kranken Angehörigen kleine Geschenke mit oder leisten ihnen Gesellschaft. Auch die Patienten schließen gerade zu diesem Zeitpunkt Freundschaften, die – obwohl von kurzer Dauer – aufrichtiger sind als sonst im allgemeinen.

»Es ist nicht eine Frage der Zeit, sondern der Intensität, nicht wahr?« bemerkte einmal Dr. Cicely Saunders.

Wenn Patienten und Angehörige das friedliche Hinübergehen eines Kranken miterleben, wie es durch gute Hospizpflege möglich ist, dann begreifen sie, daß Sterben nichts Entsetzliches ist und nicht gefürchtet zu werden braucht, so schmerzlich auch der Abschied den Scheidenden wie den Hinterbliebenen trifft. Es ist möglich und kommt tatsächlich vor, daß Hospizpatienten Heilung erfahren, obwohl ihre Krankheit, rein medizinisch betrachtet, unheilbar ist. Umgeben von Liebe und Zuneigung, in einer erfrischenden Atmosphäre und ohne physische Beschwerden ähneln sie Reisenden, die kurz auf einer geschützten Insel ausruhen, wie König Artus auf Avalon (Avilion), um Kräfte zu sammeln und ihren Geist und ihre Seele von allem Ballast zu befreien für die Reise in ein geheimnisvolles Jenseits.

11. Kreise ziehen
Verschiedene Hospiz-Modelle

Wir bauen Festungen um unser Ich, und wir reduzieren unser Sein auf einen Körper, den wir mit allem Nachdruck umsorgen, verhätscheln und zur Schau stellen. Doch wenn der Körper nichts mehr wert ist und die Festung zerfällt, sehen wir uns gezwungen, nach etwas Beständigerem zu suchen. *Getting to Know Saint Joseph's Hospice*

Derzeit herrschen in der Hospiz-Bewegung unterschiedliche Ansichten darüber, in welcher Umgebung stationäre Hospiz-Arbeit geleistet werden soll. Die einen sind der Meinung, daß dies nur in einem traditionellen Krankenhaus möglich sei, die anderen, daß dafür eine eigene, unabhängige stationäre Einrichtung geschaffen werden müsse. Einer der Gründe für die extrem hohen Kosten eines Krankenhausaufenthaltes besteht bekanntlich darin, daß der eingewiesene Patient nicht belegte Betten mitfinanzieren muß. Theoretisch wäre es deshalb die einfachste Lösung, in diese leerstehenden Betten Hospiz-Patienten zu legen. Die Erfahrungen von St. Christopher, vom Hospiz New Haven und vom Hospiz Marin legen jedoch nahe, daß eine separate Einrichtung die bessere Lösung ist. Wenn man einige andere Hospiz-Modelle in England und Nordamerika untersucht, scheint sich diese Ansicht auch zu bestätigen. Die in einer »sorgenden Gemeinschaft« ablaufenden menschlichen Interaktionen unterscheiden sich so erheblich von den Dienstleistungen unserer Krankenhäuser, und die täglichen Anforderungen eines Hospizes sind so grundverschieden von denen eines auf aktive Behandlung ausgerichteten Systems, daß Autonomie eine Grundvoraussetzung für optimales Arbeiten ist. Die wenigen Stationen in Krankenhäusern, die den Namen Hospiz wirklich verdienen, beruhen auf dem Einsatz von außergewöhnlich entschlossenen Persönlichkeiten, die täglich gegen das sie umgebende System ankämpfen und sich oftmals mit nicht zufriedenstellenden Kompromissen abfinden müssen.

Ein erfolgreicher Versuch, Hospiz-Arbeit innerhalb eines Krankenhauses zu verwirklichen, wurde im St. Luke's Hospital Center durchgeführt, das sich neben der Kathedrale St. John The Divine in Manhattan, New York, befindet. In diesem Krankenhaus hat die seelische Betreuung der Kranken eine lange Tradition, ebenso wie eine an wissenschaftlichen Gesichtspunkten orientierte Heilkunst, Lehre und Forschung. Vor kurzem schlossen sich nun einige Mitarbeiter des Krankenhauses zu einem Team zusammen, das sich selbst als »Hospiz-Pilot-Projekt« beschreibt und seit April 1975 spezielle Unterstützung für terminal kranke Patienten und deren Familien anbietet. Schmerz- und Symptomkontrolle erfolgen mit Hilfe von Medikamenten, die auch in anderen Hospizen verwendet werden. Obwohl die Patienten nicht gesondert untergebracht werden, können sie doch häufiger Besuch empfangen, Hilfe bei eventuell auftauchenden Familienproblemen erhalten und ihren Zustand mit Fachkräften besprechen, wenn sie dies wünschen. Vielen dieser Patienten wird mit Hilfe des Hospiz-Teams die Entlassung ermöglicht. Keine Mühe wird gescheut, um ihnen zu einem möglichst erfüllten Leben bis zur letzten Stunde zu verhelfen, ob sie nun im Krankenhaus oder zu Hause sind. Den Hinterbliebenen bietet das Team eine weiterführende Betreuung an. All das wird bewältigt von einem Pflegedienstleiter, einem Kaplan, einem Facharzt für Onkologie, zwei Krankenschwestern, einem Sozialarbeiter, drei teilzeitbeschäftigten Psychiatern und vier freiwilligen Helfern.

Eines der Ziele des Pilot-Projektes, erzählt mir Kaplan David Pyle, bestand von Anfang an darin, die Erkenntnisse der modernen Hospiz-Pflege an die anderen Mitarbeiter des Krankenhauses weiterzuvermitteln, und zwar einfach dadurch, daß die Gelegenheit geboten wird, diese Prinzipien verwirklicht zu sehen. Die jetzige Vereinbarung hat den großen Vorteil, daß das Hospiz-Team in vielen verschiedenen Abteilungen des Krankenhauses arbeiten kann. Zudem ist der Anblick eines sterbenden Patienten, der nicht über Schmerzen klagt, der im Vollbesitz seiner geistigen Kräfte ist und dessen Menschenwürde voll respektiert wird, ganz offensichtlich eine überzeugende Bestätigung der Hospiz-Philosophie, zumal Besucher und Patienten natürlich merken, daß links und rechts die Regeln der Akutmedizin mit den dazugehörigen Apparaten, ihrer Dynamik und Hektik gelten. Patienten und Familien müssen sich außerdem immer noch mit einem Krankenversicherungs-System auseinandersetzen, das auf teure, aggressive Behandlung von Krankheiten ausgerichtet ist. So wäre eine eigenständige Abteilung wünschenswert, damit der Kreis dieser Hospiz-Gemeinschaft nach außen sichtbar wird und finanziell wie medizinisch gebührende Anerkennung findet. In einer eigenen Abteilung könnten Familien und Freunde ohne die üblichen Einschränkungen zusammenkommen, eine weit normalere Lebensführung wäre selbst im Krankenhaus bereits möglich, während gleichzeitig die medizinische Betreuung der Patienten nach Hospiz-Prinzipien ablaufen könnte, was intensive Pflege durch viel Personal anstelle von viel Technik bedeutet. Das derzeitige Programm in St. Luke beeindruckt durch sein hohes fachliches Niveau und seine Herzensgüte. Zweifellos übt diese Gruppe einen sehr positiven Einfluß auf das gesamte Krankenhaus aus, und es ist möglich, daß es mit der Zeit immer mehr an Hospitalität gewinnt. Ob jedoch jemals optimale Bedingungen für alle, die an der Hospizpflege beteiligt sind, geschaffen werden können, ist fraglich.

Auf halbem Weg zwischen den beiden Küsten, mitten in St. Paul, Minnesota, existiert ein anderes Hospiz-Modell, dessen Mitarbeiter sich derzeit darum bemühen, eine Gemeinschaft innerhalb der Mauern eines Krankenhauses zu schaffen. Hier im Bethesda Lutheran Hospital wird der Krankheit der Kampf angesagt, haben Lehre und Forschung ihren Platz; doch im Gespräch mit Dr. Robert S. Brown von der neuen Hospiz-Abteilung mit 20 Betten fällt das Wort »Heilung« mindestens so oft wie »Therapie«. Für diesen sensiblen und wortgewandten jungen Onkologen steht der Patient als Ganzheit im Mittelpunkt. Deshalb hat er zusammen mit seinen Kollegen Dr. Richard E. YaDeau und Dr. Donald L. Foss die Prinzipien der Hospiz-Pflege für terminal kranke Krebspatienten in diesem

Krankenhaus eingeführt. In einer speziellen Abteilung werden Patienten, die aktive Therapie erhalten, zusammen mit denjenigen aufgenommen, die statt aussichtsloser Therapie palliative Pflege benötigen. In beiden Fällen wird der Kranke als Teil des »spirituellen Kontinuums« angesehen, das Dr. Brown und seine Mitarbeiter als den Kern des Hospiz-Prozesses verstehen.

Gleich bei der Aufnahme wird den Patienten und ihren Familien Gelegenheit geboten, nicht nur ihre körperliche Verfassung, sondern auch ihre Gefühle und Ängste ausführlich durchzusprechen. Psychische Probleme stehen von Anfang an gleichberechtigt neben der physischen Krankheit, und die Familie gilt als wichtiger Faktor im Heilungsvorgang. Hat der Patient einen betreuenden Gemeindepfarrer, so erhält dieser ohne Einschränkung Einblick in die Krankenhausunterlagen und wird in die Diskussion um den Therapieplan mit einbezogen – eine so vernünftige Idee, daß man überrascht ist, wie selten in unseren Krankenhäusern an so etwas gedacht wird. Hier ist der Pfarrer als professionelles und ebenbürtiges Mitglied im Pflege-Team willkommen. Dr. Brown hat eine Reihe von Diagrammen entworfen, mit denen er gern die philosophische Basis seiner Arbeit erläutert. Wieder finden wir das Bild des Kreises, der in diesem Fall die Ganzheit des Menschen darstellt. Drei sich überlappende Bögen in diesem Kreis stellen die physische, die psychische und die seelische Komponente eines Individuums dar, deren Bedeutung gleich groß ist und deren Funktionen ineinandergreifen. Therapie, erklärt Dr. Brown, bezieht sich lediglich auf die Wiederherstellung eines einzigen, nämlich des physischen Teils, während Heilung das angestrebte Ziel darstellt, egal, ob Therapie noch sinnvoll ist oder nicht. Heilen in diesem Sinne bedeutet, dem Patienten dazu zu verhelfen, sich selbst weiterhin als ganze, funktionierende Person wahrzunehmen, selbst wenn sein körperlicher Zustand sich verschlechtert. Kann die physische Komponente nicht wiederhergestellt werden, so erhalten die psychischen und seelischen Anteile größeres Gewicht. Das Pflegepersonal dieser Hospiz-Abteilung ist speziell darin ausgebildet, gerade in diesem Fall den Patienten zu unterstützen.

Die Schmerzkontrolle erfolgt nach einem Konzept, das in

Seattle entwickelt worden ist; gegen Depression oder Unruhe wird Methadon mit anderen Medikamenten kombiniert und regelmäßig verabreicht. Verschiedene Aktivitäten und die Besuche von Verwandten und Freunden unterstützen das Bemühen um das Wohlergehen der Patienten und sollen dazu beitragen, daß sie weiterhin am Leben teilnehmen. »Wir glauben daran, daß Körperkontakt eine große Rolle spielt«, sagt Dr. Brown, »Berührung von Händen, die sich nach etwas ausstrecken, die nehmen und geben.« Hände berühren sich hier, auch im Gebet. Die jeden Montagvormittag stattfindenden Besprechungen waren anfangs lediglich Diskussionsrunden, doch im Laufe der Zeit entwickelte sich das Bedürfnis, gemeinsam zu beten, was inzwischen zu einem Bestandteil dieser Besprechung geworden ist. »Harte Medizin« und »handfeste Frömmigkeit«, wie ein Geistlicher es nennt, treffen hier zusammen, genau wie im Hospiz St. Christopher. Neben hochspezialisierter Chirurgie, Chemotherapie und weiteren modernen Techniken zur Krebsbekämpfung bietet das Hospiz-Team den Patienten, die dies wünschen, an, ihre Hände zu umfassen und mit ihnen zu beten. Der Tod wird mit Ehrfurcht behandelt, wenn er eintritt, aber bis dahin wird das Leben in jeder nur denkbaren Weise bereichert und von den Patienten in vollen Zügen ausgekostet. Mit Hilfe eines bescheidenen Zuschusses, den die Abteilung vor kurzem erhalten hat, arbeitet man derzeit ein Programm aus, um Patienten auch daheim helfen zu können. Das Hospiz organisiert für das Personal wie auch für die Angehörigen Treffen, um die gegenseitige Unterstützung zu erleichtern. Bald wird hier also die ganze Palette an Hospiz-Leistung angeboten werden können, so gut das innerhalb des Systems eines amerikanischen Krankenhauses möglich ist. Die Arbeit in einer solchen Abteilung gleicht jedoch einem täglichen Balanceakt. Ungelöst ist weiterhin das Problem einer angemessenen Kostenübernahme der palliativen Behandlung durch die Krankenkassen. Die Bemühungen von Dr. Brown und seinen Mitarbeitern am Bethesda Lutheran Hospital, das Beste aus diesen Rahmenbedingungen herauszuholen, kann man als eine gewaltige Kraftanstrengung bezeichnen, die hoffentlich die gewünschte Wirkung auf das gesamte Gesundheitswesen hat.

In Kanada befindet sich am Royal Victoria Hospital in Montreal eine gut funktionierende Pflegeabteilung für Krebskranke. Die großzügige Unterstützung durch das Krankenhaus, durch das »Ministère des Affaires Sociales« von Quebec und durch private Spender sowie aufgrund der Tatsache, daß diese Art der Betreuung terminal Kranker vom Kanadischen National Health Service übernommen wird, haben viele der üblichen finanziellen und administrativen Schwierigkeiten aus dem Weg geräumt. Unter der Leitung von Dr. Balfour M. Mount, Associate Professor in Chirurgie (Urologie) an der McGill University, konnte eine separate Abteilung innerhalb des Krankenhauses eingerichtet werden, in der Patienten in terminalen Krebsstadien medizinisch, psychiatrisch und seelsorglich nach Hospiz-Prinzipien betreut werden. Die Ausbildung der Führungskräfte erfolgte im Hospiz St. Christopher, unterstützt durch Vorträge von Dr. Kübler-Ross. Oberstes Ziel ist die Verbesserung der Lebensqualität derjenigen Patienten, für die eine aktive Therapie nicht mehr in Frage kommt. Zur Bekämpfung des Schmerzes wird in erster Linie Morphium eingesetzt, daneben steht eine Vielzahl pharmakologischer und physikalischer Therapien gegen andere Beschwerden und Funktionseinschränkungen zur Verfügung. Großen Wert legt man darauf, die Medikamente sorgfältig auf die sich ändernden Bedürfnisse des einzelnen Patienten abzustimmen. Das beste Heilmittel jedoch sind die Hingabe, mit der die Krankenschwestern für die Patienten sorgen, und das Interesse aller Mitarbeiter am Wohlergehen eines jeden Kranken.

Die kleine Station hier am Royal Victoria-Krankenhaus macht einen freundlichen Eindruck; sie ist sozusagen eine Miniaturausgabe vom Hospiz St. Christopher, ausgestattet mit farbigen Bettdecken und Vorhängen, mit Grünpflanzen, bequemen Lehnstühlen, die zurückgekippt werden können, und vielen persönlichen Gegenständen. Die Besucher mischen sich zwanglos unter die Patienten in einer Atmosphäre von liebevollem und manchmal unverhülltem emotionalen Geben und Nehmen. Die Angehörigen werden dazu ermutigt, bei der Krankenpflege mitzuhelfen, besondere Speisen, über die sich der Patient freuen würde, von zu Hause mitzubringen, auch andere Patienten durch kleine Aufmerksamkeiten zu unterstützen sowie sich mit deren Familienmitgliedern anzufreunden.

Die Mitarbeiter dieser Station sprechen sehr offen darüber, wie schwierig es war, sich über ihre eigene religiöse und philosophische Einstellung zum Tod klarzuwerden. Die Bemühungen, das Personal konstant zu halten und Wechsel von oder in andere Abteilungen des Krankenhauses möglichst gering zu halten, waren dabei offensichtlich sehr hilfreich. Mit viel Geduld und dem Entschluß, die Diskussion um existentielle Fragen offenzuhalten, schaffte es die Hospiz-Gruppe, immer enger zusammenzufinden, und ein geselliges Beisammensein ist stets hoch willkommen. In Fachkreisen war die Hospiz-Gruppe als großes Wagnis angesehen worden, sie wurde mit Skepsis beobachtet, aber Dr. Mount und seine Mitarbeiter halten durch ihr zweijähriges Pilotprojekt klare Beweise in Händen, daß die Hospiz-Methoden medizinisch und moralisch besser sowie billiger als die herkömmlichen Behandlungsmethoden sind.

In vielerlei Hinsicht schafft es diese Pflegeabteilung mit großem Erfolg, die Arbeit eines Hospizes wie St. Christopher innerhalb eines Krankenhauses zu verwirklichen: Sie verfügt über eine eigene Station, ein Außenteam betreut Patienten zu Hause, Konsultationen in anderen Abteilungen des Krankenhauses bewirken eine größere Verbreitung des Hospiz-Konzeptes. Auch widmet man sich mit besonderer Aufmerksamkeit den Hinterbliebenen, solange sie Hilfe benötigen. Manches vermißt man freilich: mehr Platz, Kinder, ungezwungene Begegnungen zwischen Personal, Besuchern und Studenten, am meisten vielleicht das Gefühl, an einem Ort zu sein, an dem sich auch viele nicht-medizinische Vorgänge abspielen.

Es ist schwierig, Leben und Sterben ganz natürlich nebeneinander ablaufen zu lassen, wie das die Hospiz-Philosophie fordert, solange das Hospiz nicht tatsächlich Abstand – besonders von der inneren Einstellung her – vom Krankenhaus nehmen kann. Die ökonomischen Gegebenheiten zwingen zu einer Reihe von Kompromissen, aber es ist trotzdem möglich, ideale Bedingungen wenigstens als Ziel vor Augen zu haben.

Getrennt, doch verbunden und trotzdem autonom: so paradox es klingen mag, aber ein derartiges Hospiz-Modell kann man heutzutage in England finden. Auf dem Gelände des Churchill-Krankenhauses in Oxford wurde kürzlich ein bescheidenes, doch sehr hübsches kleines Gebäude errichtet: das Sir-Michael-Sobell-House, das auch als Continuing Care Unit des Krankenhauses bezeichnet wird. Wie bei den meisten Hospizen in Amerika und England ermöglichten öffentliche und private Mittel die Gründung dieser Abteilung: eine Spende von Sir Michael Sobell (Präsident der National Society for Cancer Relief), Mittel vom National Health Service (NHS), das die Baukosten und die Finanzierung der medizinischen Einrichtungen übernahm, sowie Spenden aus der Bevölkerung, die für die Innenausstattung verwendet wurden. Obwohl das Sir-Michael-Sobell-House verwaltungstechnisch dem NHS untersteht, ist es medizinisch eigenständig und wird von Dr. R. G. Twycross geleitet, der jahrelang im Hospiz St. Christopher für die klinische Pharmakologie zuständig war.

Trotz der Nähe des Krankenhauses (mit dem das Hospiz bald noch enger durch einen überdachten Gang verbunden sein wird) sieht dieses freistehende Haus mehr wie ein behagliches Landhaus aus Ziegeln und Glas aus; es ist umgeben von Grünflächen und hat eine ganz eigene Atmosphäre. Die Krankenzimmer haben große Fenster, und bei der Innenausstattung wurde viel Holz verwendet, was den Gedanken an eine Institution gar nicht erst aufkommen läßt. 25 Patienten können hier in vier Zimmern mit fünf Betten und in fünf Einzelzimmern untergebracht werden. Außer einem Behandlungsraum, Büros und einem Seminarraum für das Personal gibt es eine separate Küche, eine Wäscherei, eine Reinigung und einen Friseur. Neben dem mit Pflanzen ausgestatteten Aufenthaltsraum, in dem Zeitschriften ausliegen und ein Fernsehgerät steht, liegt ein ruhiges Zimmer, das als Kapelle dient, und daneben befindet sich die Eingangshalle. Zwei wichtige Neuerungen ließen sich in diesem Konzept verwirklichen: Zum einen wurden die Mehrbettzimmer mit runden Tischen ausgestattet, so daß die Patienten ihre Mahlzeiten gemeinsam einnehmen können, zum anderen wurden zwei Privatzimmer mit gemeinsamem Bad in die

Abteilung integriert, in denen Angehörige übernachten können. Das Personal ermutigt die Patienten, tagsüber aufzustehen, solange sie kräftig genug sind, so daß man stets Besucher, Personal, Patienten und Kinder bunt durcheinandergewürfelt antrifft; letztere werden mit kleinen Überraschungen besonders willkommen geheißen. All das verleiht dieser Gemeinschaft trotz Krankenhausnähe den Charakter einer anheimelnden Wegstation, zum Wohle der Patienten und ihrer Familien. Man weiß von dem medizinischen Fachwissen in dieser Abteilung, doch nichts wirkt hier fremd, abweisend oder einschüchternd.

Die Persönlichkeit des medizinischen Leiters spielt auch in diesem Hospiz eine wichtige Rolle. Seit vielen Jahren beschäftigt sich Dr. Robert Twycross mit den Problemen der Schmerzkontrolle. Er ist ein hervorragender Wissenschaftler, der bereits eine Vielzahl von Studien über moderne Medikamente veröffentlicht hat und ständig neue Daten bei seinen täglichen Visiten registriert. Gleichzeitig versteht er es, sich auf die Persönlichkeit eines jeden Patienten einzustellen. Mit viel Einfühlungsvermögen versucht er das Problem Schmerz in seiner komplexen Zusammensetzung aus physischen, psychischen und seelischen Aspekten in den Griff zu bekommen. Mit einer einleitenden Entschuldigung, »hoffentlich klingt es nicht zu ketzerisch«, hat Twycross (1972) eine Liste mit 10 Geboten für Ärzte, die durch Krebs bedingte Schmerzen behandeln, aufgestellt:

1. Du sollst nicht davon ausgehen, daß nur der bösartige Prozeß für die Schmerzen verantwortlich sein muß.
2. Du sollst es zuerst mit einfachen Schmerzmitteln versuchen.
3. Du sollst dich nicht vor Betäubungsmitteln fürchten.
4. Du sollst keine Schmerzmittel in ungenügender Dosierung verordnen.
5. Du sollst den Ausdruck »nach Bedarf« nicht benutzen, wenn du Schmerzmittel verschreibst.
6. Du sollst die Gefühle des Patienten berücksichtigen.
7. Du sollst die ganze Familie unterstützen.
8. Du sollst deine Behandlung nicht auf die Verabreichung von Medikamenten beschränken.
9. Du sollst dich nicht scheuen, Kollegen um ihre Meinung zu fragen.

10. Du sollst ruhige Zuversicht und vorsichtigen Optimismus ausstrahlen.

Zusammen mit Dr. Saunders und anderen Experten hat er umfassende Untersuchungen zur Schmerzkontrolle durchgeführt, deren Ergebnisse als Grundlage für die Behandlungsstrategien in den Hospizen dienen und denen es zu verdanken ist, daß Patienten zu einem beachtlichen Teil schmerzfrei leben können, ohne in ihrem Denkvermögen eingeschränkt zu sein. Durch eine sinnvolle Kombination verschiedener Medikamente kontrolliert er die spezielle Situation eines jeden Patienten und verändert die Verordnungen so oft wie nötig, um den Zustand der optimalen Schmerzkontrolle zu halten. Zum Beispiel sind Gelenkschmerzen oft qualvoll und schwer in den Griff zu bekommen; gegen diese Schmerzen hat sich eine Kombination aus entzündungshemmenden Medikamenten und Morphin als besonders wirksam erwiesen. »Die vielen Gesichter« des Schmerzes werden sorgfältig erfaßt und nicht nur mit pharmakologischen Mitteln und liebevoller Pflege bekämpft, sondern auch mit einer aufrichtigen und tragfähigen Beziehung zwischen Personal und Patient. Dr. Twycross hält nichts davon, den Kranken ihren terminalen Zustand zu verheimlichen; er würde jedoch derartige Informationen niemandem aufzwingen, genauso wenig wie seine eigene christliche Weltanschauung. Wenn Patienten durchblicken lassen, manchmal sehr versteckt, daß sie den Tatsachen ins Gesicht sehen wollen, dann sind die Mitarbeiter zu einem offenen Gespräch bereit. »Patienten sind immer dankbar für die behutsam vorgebrachte Wahrheit«, sagt Dr. Twycross. Der von ihm propagierte vorsichtige Optimismus dient nicht dazu, falsche Hoffnungen auf ein Wunder zu wecken, sondern spiegelt die Erkenntnis wider, daß der menschliche Verstand nicht immer ausreicht. Außerdem wird dem Patienten das Gefühl vermittelt, daß die Zukunft, was immer sie auch bringen mag, auf keinen Fall mit Erniedrigung und körperlichen Qualen belastet sein wird. Diese Ansichten sind zweifellos ein wichtiger Teil seines Programms zur Schmerzkontrolle und werden von vielen Ärzten, die hier und im Ausland in Hospizen tätig sind, mit Erfolg übernommen.

Daß dieses Hospiz mit einem großen Krankenhaus in Verbindung steht, aber trotzdem autonom funktioniert, bringt für beide Seiten beträchtliche Vorteile. Dr. Twycross arbeitet eng mit seinen Kollegen am Churchill-Krankenhaus zusammen; sie holen gern seine Meinung ein, wenn Probleme auftauchen, die in sein Gebiet fallen, während er ohne große Schwierigkeiten seine Patienten in das Krankenhaus verlegen kann, wenn er eine aggressivere Behandlung, zum Beispiel Radiotherapie, für sinnvoll hält. Auch zahlt es sich aus, daß viele Kosten von Hospiz und Krankenhaus gemeinsam getragen werden. Trotzdem besteht auch hier durch die enge Beziehung zum Krankenhaus die ständige Gefahr, daß das Sir-Michael-Sobell-House von der Krankenhausatmosphäre erfaßt wird. Wird ein Patient im Sir-Michael-Sobell-House aufgenommen, ist ohne jede Frage Dr. Twycross für ihn verantwortlich, der als anerkannte Autorität seine Vorgehensweisen jederzeit durchsetzen oder rechtfertigen kann.

»Wo finden wir nur das Geld dafür?« Diese Frage stellte vor einigen Jahren in Sussex Dr. F. R. Gusterson, Direktor eines kleinen, unabhängigen Hospizes, bekannt als St. Barnabas-Home. Darauf antwortete ihm ein befreundeter Geistlicher: »Diese Arbeit ist absolut notwendig, nicht wahr? Also dann, wenn Ihr alle Euer Bestes tut, wird es Euch auch gelingen.« Vertrauen in die Hospiz-Bewegung heißt nicht nur, wunderbare Gedanken im Kopf zu haben, sondern auch, die Realität zu erfassen und auf sie einzugehen. Die Bewohner von Worthing erkannten, daß Sterbende eine bessere Fürsorge benötigen, besonders wenn sie an Krebs leiden. Als Dr. Gusterson das Hospiz-Konzept bekanntmachte, bildete sich bald eine Gruppe Interessierter, zögernd erst, aber mit zunehmender Intensität, je mehr sich die Idee herumsprach. Diese Gruppe konzentrierte sich sofort darauf, den Bau einer kleinen Station zu ermöglichen, um die hervorragende Hausbetreuung von Dr. Gusterson, von der bereits viele Patienten in der Gegend profitierten, zu ergänzen. Eine Reihe entschlossen durchgeführter Aktionen führte zu großzügigen Reaktionen auf die Bitte um Unterstützung. Interessierte Bürger aus den verschiedensten Lebensbereichen, Kirchen und Wohltätigkeitsvereine schickten Spenden, und mit einer größeren Summe förderte die National Society for Cancer Relief das Projekt. Dr. Cicely Saunders leistete ihren Beitrag durch eine bewegende Ansprache vor zahlreichen Zuhörern, in der sie das Wesen der Hospizarbeit und die zugrunde liegenden Werte verdeutlichte. Schließlich konnte mit dem Bau begonnen werden.

Inzwischen steht hier ein schönes Gebäude, das aus vorgefertigten Teilen einfach und preisgünstig in Kreuzform errichtet wurde. In großzügigen Glasfronten spiegeln sich die umliegenden Grünflächen. Das Haus beherbergt bis zu 30 Patienten in sechs Einzelzimmern und sechs geräumigen Vierbettzimmern. Der zentral gelegene Gemeinschaftsraum für Patienten und Besucher dient gleichzeitig als Kapelle für die wöchentlich stattfindenden ökumenischen Gottesdienste. St. Barnabas-Home ist als gemeinnützige Wohlfahrtseinrichtung anerkannt und heißt alle willkommen, die auf seine Hilfe angewiesen sind. Dr. Gusterson, dem immer ein Zwinkern in den Augen zu sitzen scheint, ist ein überzeugter Christ, der die Tätigkeit im Hospiz als eine Form von Gottesdienst und Gebet ansieht. »Jedoch«, so sagt er, »vertreten wir alle ganz entschieden die Ansicht, daß der religiöse Aspekt dieser Arbeit im Hintergrund bleiben muß. Unsere vordringliche Aufgabe besteht darin, Patienten mit Liebe zu betreuen: Wo wir die Kraft dafür hernehmen, ist unsere Sache. Wir sind alle jederzeit dazu bereit, über spirituelle Themen mit einem Patienten zu reden, aber unserer Meinung nach muß der Anstoß dazu vom Patienten kommen. Generell könnte man die Atmosphäre in St. Barnabas als gelebtes Gebet bezeichnen.«

Im Hospiz (denn darum handelt es sich der Funktion nach, trotz der Bezeichnung St. Barnabas-Home) herrscht eine angenehme Stimmung, die gleichzeitig Ruhe und Lebendigkeit ausstrahlt, und auch die Küche ist außergewöhnlich gut. Solange Patienten überhaupt essen können, freuen sie sich auf die nächste Mahlzeit; dies und die zwischendurch ständig angebotenen Kleinigkeiten mit einer Tasse Tee dazu haben schon manchem Besucher eine Beschwerde über die Zunahme seines Bauchumfanges entlockt. Viele Mitglieder des Pflegepersonals sind teilzeitbeschäftigt und bringen frischen Wind von der Außenwelt mit. Angehörige, Freunde und freiwillige Helfer sind stark vertreten, so daß in keiner Weise das Gefühl entsteht, die Kranken wären hier isoliert oder »abgestellt«. Ein allseits beliebtes Ritual ist die tägliche Fütterung der Vögel. Diese liebenswürdige Zeremonie veranlaßte ein achtjähriges Kind, folgendes Gebet zu verfassen: »Lieber Gott, bitte segne alle Ärzte, Schwestern und Kranken im St. Barnabas-Home und helfe ihnen; mach sie gesund, und, bitte, laß die Vögel an ihren Fenstern singen. Amen.«

Das Schlüsselwort heißt hier »Zusammengehörigkeit«. Personal, Helfer, Patienten und Besucher gehören alle zusammen und zum Hospiz, das seinerseits wieder einen festen, ehrenvollen Platz im öffentlichen Leben einnimmt. Dieses befriedigende Gefühl erleben Ärzte und Krankenschwestern fast ebenso selten in einem herkömmlichen Krankenhaus wie die Kranken. In einem auf reibungslosen Ablauf und Effizienz ausgerichteten Betrieb, in dem der Patient auf Funktionen reduziert wird, vollzieht sich bereits ein schrittweises Sterben, was das Personal ebenso bedrückt wie die Patienten.

Bescheidene Anfänge, das tritt immer deutlicher hervor, gehören zu den Kennzeichen der Hospiz-Bewegung. Sorgfältige Forschung, gründliche Ausbildung, wachsendes Bewußtsein für eine Gemeinschaft sind die nötigen Voraussetzungen für das Gedeihen dieser neu entdeckten, aber alten Form von Hospitalität. Wird ein Hospiz unabhängig von einem Krankenhaus und ohne dessen Unterstützung gegründet, werden zwar einige Probleme größer, aber andere wiederum entstehen erst gar nicht.

Manchmal vergessen wir auch, daß das Wort »Beruf« eigentlich eine Tätigkeit beschreibt, die Berufung erfordert, nicht einen Job zum Geldverdienen. Diese ursprüngliche Bedeutung spielt in der Hospiz-Bewegung die entscheidende Rolle. Zu heilen, wenn Therapie nicht mehr möglich ist, Zeit und Energie zu opfern, ohne die Garantie einer angemessenen Entlohnung zu fordern, eine völlig neue Art der Betreuung in unserer feindseligen, nervösen und zersplitterten Gesellschaft durchfechten zu wollen – dazu muß man mehr mitbringen als Ausbildung und Arbeitswillen, dazu benötigt man eine innere Einstellung, die an den Sinn und unverrückbaren Wert des menschlichen Lebens glaubt. Nicht nur Ärzte und Krankenschwestern sind berufen, für diese Überzeugung ihr Bestes zu leisten, sondern genauso Architekten, Geistliche, Künstler, Sozialarbeiter, Verwaltungsangestellte, Journalisten, Techniker und Wissenschaftler, ja sogar der Koch in der Küche des Hospizes und der Hausmeister, der die Fenster putzt; sie alle müssen sich dem inneren Wert ihrer Arbeit verschreiben, denn nur so kann sich eine Hospiz-Gemeinschaft bilden, in der jeder den anderen trägt.

Wer diese Art von Berufung ernst nimmt, glaubt auch an den, der ruft. Es ist daher nicht verwunderlich, unter denen, die sich für die Hospiz-Bewegung einsetzen, so viele tief religiöse Menschen anzutreffen. Die mittelalterliche Tradition, Sterbende zu ehren und sie besonders aufmerksam zu umsorgen, ist vielleicht aus unserem Alltag verschwunden; doch bis auf den heutigen Tag wurde sie in vielen Ordensgemeinschaften gepflegt.

Im Herzen von East End in London, einem heute eher armen, aber geschichts- und kulturträchtigen Stadtteil, heißen die Irish Sisters of Charity chronisch und terminal kranke Patienten seit mehr als siebzig Jahren im Hospiz St. Joseph willkommen. Hier entwickelte Dr. Cicely Saunders ihre bahnbrechenden Ideen zur Schmerzkontrolle, bevor St. Christopher eröffnet wurde. Wie im Hospiz St. Christopher verbinden sich auch in diesem 100-Betten-Haus die fortschrittlichsten medizinischen Methoden mit der Überzeugung, daß für die Patienten und ihre Angehörigen eine emotionale Unterstützung ebenso wichtig ist.

Das Hauptgebäude des Hospizes St. Joseph liegt inmitten verkehrsreicher Straßen: ein zweistöckiger Ziegelbau mit einem geschützten, begrünten Innenhof, auf den die Balkone gehen. Die Patienten sind in eher schlichten, aber freundlichen Zimmern zu vier bis sechs Betten untergebracht; jeder Raum ist in einem anderen Farbton gehalten. Um jedes Bett können Vorhänge gezogen werden, so daß man ungestört sein kann.

Jeder Patient hat einen verschließbaren Schrankteil für den persönlichen Besitz, und auf jedem Nachtkästchen stehen Blumen. Jedes Stockwerk hat seinen eigenen gemütlichen Aufenthaltsraum, in dem die gehfähigen Patienten in der Regel den Vormittag gemeinsam verbringen. Die meisten Kranken sind ältere Leute, die an Krebs leiden; nur 10 % bleiben länger als drei Wochen. Die wenigen Langzeit-Patienten werden mit Absicht zu den Sterbenden gelegt, um in den Stationen ein Gefühl der Kontinuität und Gemeinschaft zu erzeugen. Die Mitarbeiter versuchen, die Kranken früher ins Hospiz überwiesen zu bekommen, damit sich der durchschnittliche Aufenthalt auf ein bis zwei Monate einpendelt.

Der Tagesablauf im Hospiz St. Joseph entspricht dem einer strengen Ordensgemeinschaft, wozu freilich auch Mitglieder anderer Konfessionen herzlich eingeladen sind. Die Glocken der Kapelle läuten dreimal am Tag, und währenddessen wird jede Arbeit im Hospiz einen Moment lang für ein stilles Gebet angehalten. Dr. Richard Lamerton, Leiter des Außendienstes und Quäker, beginnt seine täglichen Teambesprechungen mit einer Lesung aus der Bibel, und die Mitarbeiter dieser Gruppe treffen sich jeden Tag nach dem Mittagessen zu einer besinnlichen halben Stunde, um ihre innere Ruhe wiederzugewinnen.

Schmerzlinderung gilt im Hospiz St. Joseph als religiöse Pflicht, als das »wunderbarste Werk des Erbarmens«. Opiate (Morphin, Heroin) werden regelmäßig oral verabreicht oder, wenn nötig, intramuskulär oder subkutan injiziert. Durch die richtige Dosierung wird Schmerzfreiheit und damit Entspannung bei vollem Bewußtsein erreicht. Auch andere Medikamente wie Antiemetika oder Steroide sind je nach Symptom Teil der palliativen Behandlung. Großer Wert wird auf Körperhygiene sowie auf die medizinischen und emotionalen Probleme gelegt, die mit terminaler Krankheit einhergehen können: Bei einer für den Patienten peinlichen Inkontinenz (Unfähigkeit, Harn und Stuhlgang zurückzuhalten) zum Beispiel existieren zwei gleichwertige Probleme, die Verlegenheit des Patienten ebenso wie die körperliche Störung, und beide werden angegangen. Die Ärzte und Krankenschwestern dieses Hospizes vertreten aus Erfahrung heraus den Standpunkt, daß die

Gefahr der Medikamentenabhängigkeit kein Problem für sie darstellt, und das wird von anderen Hospizen bestätigt. Sehr selten treten entsprechende Anzeichen auf, was durch eine Umstellung der Medikation unter Kontrolle gebracht werden kann oder in Anbetracht der minimalen Lebenserwartung der Kranken hingenommen wird. Da von Anfang an die Schmerzmittel ausreichend hoch dosiert werden, wird die Erinnerung an Schmerz und die Angst vor einem Rückfall beseitigt; dies und die Tatsache, daß der Patient im täglichen Umgang aufmerksam und respektvoll behandelt wird, führt sogar oft zu einer Reduzierung der ursprünglich nötigen Dosierungen, obwohl die Krankheit weiter fortschreitet. Vielen Patienten, die in einem Zustand der Agonie in das Hospiz gekommen sind, wird es ermöglicht, wieder nach Hause zurückzukehren, wo sie dann vom Außendienst betreut werden.

Zum Thema der aktiven Euthanasie hat man im Hospiz St. Joseph eine ganz entschiedene Meinung. »Wenn jemand wirklich um Euthanasie bittet«, sagt Dr. Lamerton, »muß er ganz schön schlechte Ärzte und Schwestern haben.« Und er fährt fort: »Es geht nicht darum, ob aktive Euthanasie richtig oder falsch, erstrebenswert oder abzulehnen, durchführbar ist oder nicht. Die Frage ist ganz einfach irrelevant. Wir als Ärzte sind verpflichtet, so für unsere Patienten zu sorgen, daß sie gar nicht darum bitten. Wenn wir diese Pflicht nicht erfüllen können, ist es grundfalsch, von den Politikern zu verlangen, daß sie uns aus der Klemme helfen« (Lamerton 1974). Oft genug erleben junge Hospiz-Teams in den Vereinigten Staaten, daß niedergelassene Ärzte die neuen Hospiz-Methoden ablehnen, weil sie diese beiden Probleme befürchten: Medikamentenabhängigkeit und Euthanasie. Ein Gespräch mit Dr. Lamerton und ein Rundgang im Hospiz St. Joseph, auf dem man Patienten im Vollbesitz ihrer geistigen Kräfte sieht, die sich ganz normal unterhalten und spazierengehen, würden die Bedenken dieser Ärzte zerstreuen. Aktive Euthanasie steht im krassen Gegensatz zu den Prinzipien eines Hospizes, nicht nur, weil sie durch die Art der Pflege irrelevant wird, sondern auch, wie es Dr. Lamerton ausdrückt, »weil Sterben immer noch zum Leben gehört; während dieser Phase lernt mancher die wichtigste

Lektion seines Lebens«. In New York vertritt Kaplan David Eyle vom Hospiz St. Luke dieselbe Ansicht: »Kürzlich kümmerten wir uns um einen Mann, der im Sterben lag; in dieser Situation gelang es ihm zum erstenmal in seinem Leben, einem anderen Menschen sein Vertrauen zu schenken.« Die vielbeachteten Studien von Dr. Elisabeth Kübler-Ross und die Art, wie sie für ihre eigenen Patienten sorgt, haben in Amerika den Weg für ein besseres Verständnis des Sterbevorgangs bereitet. Allmählich erkennt man, daß Sterben tatsächlich zur Persönlichkeitsentwicklung beitragen kann, wenn nur die richtigen Bedingungen dafür geschaffen werden.

Die Einstellung der in der Umgebung wohnenden Bevölkerung zum Hospiz St. Joseph ist, wie auch zu anderen medizinischen Institutionen, nicht unproblematisch; es herrscht eine tief verwurzelte Ablehnung dagegen, im Krankenhaus »abgestellt« zu werden. Deshalb ist in diesem Stadtteil die Arbeit des Außendienstes von entscheidender Bedeutung. Eine weitere Einrichtung ist die regelmäßig jeden Donnerstag stattfindende Sprechstunde für die ambulant behandelten Patienten, die nicht nur wegen eines Arztbesuchs hierherkommen, sondern eine Art gesellschaftliches Ereignis darin sehen. Die Sprechstunde ähnelt mehr einem Kaffeeklatsch, Patienten und freiwillige Helfer unterhalten sich gemütlich bei Tee und Kuchen, und die hier erzeugte Atmosphäre trägt dazu bei, den Abstand zwischen Institution und Umgebung zu verringern. Auf dem Gelände des Hospizes St. Joseph befindet sich bereits ein Schwesternwohnheim. Ein neues Gebäude wird gerade errichtet zur Aufnahme von jungen Erwachsenen mit chronischen Krankheiten. Dadurch wird das Gemeinschaftsleben des Hospizes eine zusätzliche Bereicherung erfahren, und sein Stigma als Ort, den man nur zum Sterben aufsucht, wird dadurch weiter abgebaut.

Im Jahre 1976 begann Dr. Cicely Saunders ihren Vortrag über das Hospiz-Konzept an der Yale Universität mit den Worten: »Ich komme vom Hospiz St. Christopher, das übrigens weder ein Shangri-La noch ein Totenhaus ist.« Ihre Zuhörer, zum größten Teil im Gesundheitswesen Beschäftigte, reagierten mit einem eher nervösen Lachen. Die Art dieses Lachens zeigt meiner Meinung nach recht deutlich, welche Schwierigkeiten wir immer noch haben, die Realität zu begreifen, ohne Zuflucht zu Horrorvorstellungen oder Vollkommenheits-Phantasien zu nehmen. Die Hospiz-Bewegung ist jedenfalls fest in der Realität verankert. Unabhängig davon, wo ein Hospiz sich befindet, wie es personell und finanziell ausgestattet ist oder in welchem Entwicklungsstadium sich bestimmte Serviceleistungen befinden, läßt es sich immer als gelebter Glaube bezeichnen. Für Humanisten ist es vielleicht der Glaube an Humanität, Atheisten betonen, daß das alles nichts mit Gott zu tun habe, und viele in der Hospiz-Bewegung Engagierte setzen sich für das Wohl der Sterbenden ein, ohne an irgendeine Form des Lebens nach dem Tod zu glauben. Die alles vereinende Kraft im Hospiz ist der Glaube an den unverrückbaren Wert des menschlichen Lebens. Anders kann man es nicht erklären, warum sich diese Menschen einer solchen Situation stellen und so gut damit fertigwerden. Pflege für »reparaturbedürftige« Menschen kann für Geld erstanden werden. »Nutzlose« Mitglieder der Gesellschaft können durch entsprechende Maßnahmen »beseitigt« werden. Die Kraft, Hospiz-Arbeit zu leisten, muß jedoch aus einer völlig anderen Quelle gespeist werden.

Wenn auch in den bisher zitierten Beispielen der grundlegende Glaube an den Wert eines jeden Menschen auf einer christlichen Einstellung beruht, sollten wir nicht davon ausgehen, daß die Wertvorstellungen der Hospiz-Bewegung allein im Christentum verankert sind. Abrahams Gastfreundschaft ist geradezu sprichwörtlich, und im Orient gehört Hospitalität zu den höchsten Tugenden. Das Hospiz steht als Wegstation allen offen, die auf ihrer letzten Reise Stärkung benötigen, und ausschlaggebend ist die Atmosphäre. Henri Nouwen beschreibt das in seinem Buch »Reaching Out« (1975) folgendermaßen:

»Der Fremde muß in der Tat in einer zwanglosen und freundlichen Atmosphäre willkommen geheißen werden, die es ihm ermöglicht, seine Gaben zu offenbaren und unser Freund zu werden... Jemanden wirklich mit offenen Armen zu empfangen, heißt, ihn und seine Ansichten in unsere Welt einzuladen, auch wenn sie nicht den unsrigen entsprechen. Wenn wir sagen, ›Du kannst mein Gast sein, wenn du an dasselbe glaubst wie ich, denkst wie ich, handelst wie ich‹, bieten wir Liebe unter einer Bedingung oder zu einem Preis an. Nur allzuleicht führt dies zur Ausbeutung, verwandelt sich Hospitalität in Geschäft. Gerade in unserer heutigen Welt, in der so viele religiöse Überzeugungen, Ideologien und Lebensweisen miteinander in Berührung kommen, ist es von größter Bedeutung zu erkennen, daß zum Christsein gehört, unsere Mitmenschen in unserer Welt willkommen zu heißen, ohne ihnen unsere religiösen Ansichten oder unsere Vorgehensweisen als Bedingung für Liebe, Freundschaft oder Fürsorge aufzudrängen.«

Diese Art von Liebe, Freundschaft und Fürsorge wird von den in Hospizen Tätigen angeboten, ob sie nun innerhalb eines Krankenhauses oder einer Zufluchtsstätte, gegründet von einem ehrwürdigen Orden, oder in einem kleinen Büro in der Wohnung eines Arztes arbeiten. Wenn wir am Sterben in seiner vollen Realität teilnehmen, verstehen wir es auch besser zu leben. »Ich sehe jetzt alles mit ganz anderen Augen«, sagte eine Krankenschwester der Palliativ-Abteilung in Montreal. »Farben, Blumen, Wiesen, Dinge, die mir noch nie aufgefallen sind, alles hat ein neues Gesicht. Sogar die Luft riecht anders. Lieber Gott, es ist alles so schön!«

12. Das Fest der Feste
Sterberituale in verschiedenen Kulturkreisen

> Komm nun, höchstes Fest auf dem Wege zur ewigen Freiheit,
> Tod, leg nieder beschwerliche Ketten und Mauern ...
>
> *Dietrich Bonhoeffer*

Immer wieder taucht auf diesen Seiten das Bild vom Unterwegssein auf, und auch der Werdegang des Buches erforderte es, unterwegs zu sein auf der Suche nach Fakten, aber auch nach tieferen Bedeutungen, etwa welche Gestalt unsichtbare Energien in unserem Leben annehmen können. Reisen bedeutet, sich zu bewegen, zu wachsen, sich zu entwickeln, umzusetzen, was wir spüren, sehen oder hören, und das Geheimnis dieser Umwandlung wahrzunehmen. Unsere Sinne verschlingen Gegenstände und Erlebnisse, woraus sie die treibende Kraft und die Orientierung für unser ständiges Vorwärtsdrängen ins Unbekannte schöpfen. Oft weiß der Reisende nicht genau, was er eigentlich sucht, bis er es gefunden hat, und das Ziel des Pilgers ist letztlich das Erreichen einer neuen Daseinsform.

Die wichtigsten Ereignisse im Leben lassen sich ebenfalls durch das Bild des Unterwegsseins beschreiben: Empfängnis und Geburt, die verschiedenen Stadien des Werdegangs wie Pubertät, Volljährigkeit, Arbeit und Produktivität, Heirat und Familie, Reife, Alter. Wer ein neues Konzept erfinden will, muß seine Gedanken wandern lassen. Wer eine neue Fertigkeit erlernt, nimmt das Wagnis auf sich, zu wachsen und sich zu verändern. Zu beten und zu meditieren, ein Gedicht zu verfassen oder eine Symphonie zu komponieren, heißt unterwegs zu sein. Jeder, der sich Hals über Kopf verliebt, macht die betäubende Erfahrung, daß sich alles bewegt und verändert; und diese Liebe über viele Jahre hinweg auszuloten, kommt sowohl einer Reise wie einer Transformation gleich.

Nach diesen Betrachtungen überrascht es einen nicht mehr, daß der Prozeß des Sterbens zu allen Zeiten ebenfalls als Reise aufgefaßt wurde. So häufig findet man überall auf der Welt die Auffassung vom Tod als eine der vielen, im Grunde natürlichen, wenn auch geheimnisvollen Verwandlungen des Menschseins, daß es schon fast ein Merkmal der menschlichen Kultur sein könnte. Selbstverständlich gibt es auch von dieser Regel Ausnahmen. Ganze Kulturkreise geraten von Zeit zu Zeit in eine Art Vernebelung gegenüber dem Tod, was anscheinend besonders dann geschieht, wenn der Stand der Wissenschaft in offenbarem Gegensatz zu unserem sonstigen Erfahrungsschatz steht. In vielen westlichen Ländern scheint die Einstellung gegenüber Sterben und Tod während des letzten Jahrhunderts unter einer solchen Verwirrung gelitten zu haben. Auch kann man in einem verlassenen Winkel eines unzugänglichen Gebirges einem Volksstamm begegnen, für den Tod eine Beleidigung der menschlichen Würde ist und kosmischem Frevel gleichkommt. Die Juiraros, ein einst im Osten der Anden beheimateter Stamm, stehen dem Tod folgendermaßen gegenüber:

»... es gibt für sie keinen natürlichen Tod. Obwohl sie erkennen, daß durch den Tod Körper und Seele getrennt werden, vermögen sie anscheinend keinerlei Ursachen damit in Verbindung zu bringen. Jeder Todesfall wird als unverständlich, unnatürlich und zufällig betrachtet... Da jeder Tod mutmaßlich ein Mord ist, entsteht jedesmal eine große Erregung, die sich unter anderem darin ausdrückt, daß die Signaltrommeln geschlagen werden...« (aus: Habenstein und Lamers 1963; weitere Beschreibungen von Sterberitualen in diesem Kapitel sind ebenfalls diesem Buch entnommen).

Gewisse Parallelen zu dieser Einstellung lassen sich in unseren industrialisierten Ländern durchaus noch feststellen: wir benutzen das Telefon als Signal! Wir lassen uns vom Tod so sehr verängstigen, schockieren, besiegen, daß wir unser geistiges Erbe vergessen – die überlieferten Weisheiten –, dem heutzutage jedoch wieder mehr Aufmerksamkeit geschenkt wird.

Die Navajo-Indianer sind eine der wenigen Volksgruppen der Welt, die die Einstellung vertreten haben, daß keinerlei Leben nach dem Tod existiert. Es gab und gibt natürlich viele Menschen, die diese Ansicht auch vertreten, doch kaum ganze Bevölkerungsgruppen.

Wenn ein Indianer schwer krank war, trug man ihn aus seinem »Hogan« weit genug fort, um ihn vom Stamm zu isolieren; nur ein oder zwei Stammesmitglieder harrten in Grauen bei ihm aus, bis er starb. War der Tod eingetreten, wurde darüber Stillschweigen gewahrt; Trauer galt als unangebracht, das Ereignis wurde nicht einmal erwähnt. Schnell wurden der Leichnam und die Besitztümer des Verstorbenen samt »Hogan« verbrannt und die Asche außer Sichtweite vergraben. Das Bedürfnis, die Realität des Todes zu verleugnen, war so stark, daß die Person, welche beim Sterbenden geblieben war und die letzten Riten durchgeführt hatte, anschließend als »tabu« galt und gemieden wurde. Der Tod als absoluter Endpunkt war ein zu schreckliches Ereignis, als daß er ins Stammesleben hätte integriert werden können. Doch auch diese Haltung schafft den Tod nicht aus der Welt, Riten können den Tod nicht beseitigen; sie vergiften ganz im Gegenteil das Leben, der Tod jedoch lebt weiter.

Unsere eigenen Verdrängungsmechanismen auf diesem Gebiet stellen ebenfalls ein Ritual dar, das seine Absicht oft verfehlt. Doch uns steht eine andere Möglichkeit offen, wir können es wagen, einen neuen Stadtpunkt einzunehmen. Im Angesicht des Todes können wir uns dafür entscheiden, nicht vor dem Sterbenden zurückzuschrecken oder die Trauernden zu meiden, wofür wir uns meistens damit entschuldigen, sie nicht in Verlegenheit bringen zu wollen – in Wirklichkeit fürchten wir uns vor ihnen. Wir sollten uns auch nicht gegen uns selbst verschließen; es gilt, die Anforderungen, welche an uns gestellt werden, bewußt zu akzeptieren, und wenn wir ein wenig Zutrauen in die überreichen Erfahrungen der Menschheit auf diesem Gebiet fassen, dann sind wir auch fähig, das Wissen um den eigenen Tod ohne Panik zu ertragen, weil es sich für uns um eine vertraute Reise handelt, die wir bewußt unternehmen können.

»Meine Koffer sind gepackt«, sagte Papst Johannes XXIII. im Jahre 1965, »ich bin bereit.« Diese Einstellung zeigten im Verlauf der Geschichte nicht nur Gelehrte und Gläubige, nicht nur Mystiker, Poeten und Propheten, sondern ebenso unzählige Millionen bodenständiger Menschen, die am Totenbett ihrer Freunde und Eltern, Geschwister und Kinder gewacht haben, die diese Sterbenden in ihren Armen hielten, ihnen in die Augen schauten, ihre letzten Worte vernahmen und ihnen bis zum letzten Atemzug beistanden. »Die alten Volksstämme... Russen, Tataren, Wotjaken... machten kein großes Aufsehen und bäumten sich auch nicht dagegen auf... sie trafen in Ruhe und rechtzeitig ihre Vorbereitungen... und dann schieden sie ohne Mühe von hier, so als ob sie lediglich in ein neues Haus ziehen würden«, schreibt Alexander Solschenizyn (1968).

Durch jahrhundertelange Erfahrung hat sich die Ansicht herausgebildet, daß der Tod mehr ein Prozeß als ein plötzliches Ereignis ist, eine Weiterentwicklung des menschlichen Lebens bis hin zu einer anderen, unbekannten Form der Existenz. Rituale, die als angemessene Antwort auf diese Auffassung entstanden sind, fördern das Leben und dienen in vielen Volksstämmen einer Verdeutlichung dessen, was in uns vorgeht. In manchen Dörfern Osteuropas war es zum Beispiel üblich, gleich nach dem Tod alle Türen und Fenster des Hauses aufzureißen, damit die Seele ungehindert ins Jenseits gelangen kann. Aus demselben Grund wurden in den ländlichen Gegenden Mexikos die Hausdächer mit Löchern versehen. Ashanti-Stämme in Ghana folgen einer alten Tradition und reichen den Sterbenden im letzten Moment Wasser, damit die dürstende Seele den steilen Berg zur Ewigkeit leichter erklimmen kann; der Tote erhält ein Tuch in die Hand, um den Schweiß des diesseitigen Kampfes auf dem Weg in die jenseitige Welt wegwischen zu können. Buddhisten in japanischen Dörfern kleiden den Leichnam in eine weiße Pilgerkutte und befestigen einen Beutel mit Münzen am Gürtel, damit der scheidende Geist den Fährmann für die Überfahrt ins Jenseits bezahlen kann. Moslems in der Türkei lassen nach dem Tod 40 Tage und Nächte lang ein Licht brennen im Glauben daran, daß die gerade freigesetzte Seele diese Unterstützung braucht, bis sie sich an eine Existenz ohne Körper gewöhnt hat.

Das Motiv des Todes als einer Form der Befreiung taucht in den verschiedensten Kulturen auf. In Indien führen Hindus eine Zeremonie durch, um den geistigen Körper zu einem seligen Aufenthalt zu geleiten, der Tod wird als der Moment der Freiheit aufgefaßt, in dem diese letzte Reise beginnen kann. Die Cho-Hon-Zeremonie in Korea stellt eine »Einladung der Seele« zu diesem Stadium der Pilgerfahrt dar, und Sajas zeigen der Seele den Weg. Wenn bei den Wikingern ein Anführer gestorben war, wurde er auf seinem Schiff mit all seinen Besitztümern auf das Meer hinausgeschickt, um die Reise ins Jenseits zu beginnen; dann wurde das Schiff in Brand gesetzt, damit sich der Geist von den letzten irdischen Banden lösen konnte. – Dies alles sind Antworten auf eine geheimnisvolle Phase des menschlichen Lebens, die in verschiedenen Epochen und unterschiedlichen Kulturkreisen von den Menschen gegeben wurden: eine Reise auf den Zustand der Freiheit hin, der jenseits von Zeit und Raum existiert. Die folgenden Zeilen hätten ein Poet oder Prophet aus einer dieser althergebrachten Kulturen verfassen können. Tatsächlich stammen sie aber von einem deutschen Theologen, Dietrich Bonhoeffer, der sie im Gefängnis schrieb, bevor er (unter Hitler) hingerichtet wurde:

»Komm nun, höchstes Fest auf dem Wege zur ewigen Freiheit,
Tod, leg nieder beschwerliche Ketten und Mauern
unsres vergänglichen Leibes und unsrer verblendeten Seele,
daß wir endlich erblicken, was hier uns zu sehen mißgönnt ist.
Freiheit, dich suchten wir lange in Zucht und in Tat und in Leide,
Sterbend erkennen wir nun im Angesicht Gottes dich selbst.«
(Bonhoeffer 1946)

Obwohl wir auf dem diesseitigen Teil der Reise von unseren fünf Sinnen und all den Schönheiten und Freuden der Welt genährt werden, spüren wir doch die Schranken des Ichs und hungern nach mehr. Mystiker haben jahrhundertelang die Lehre vertreten, daß der Geist nur kurzzeitig eine beschränkte Gestalt in uns annimmt, während wir auf Erden weilen, und daß ihm unsere fünf Sinne fortwährend schlechte Dienste leisten, falsche Wahrnehmungen übermitteln und unser Augenmerk ablenken von der heiligen und ewigen Essenz des Lebens. Zeit und Raum, darauf legten sie Wert, sollten nicht so, wie wir sie hier und jetzt empfinden, als Maßstab der Wahrheit genommen werden. In einer Welt voller technischer Wunder und materiellem Reichtum sind Mystiker jedoch höchst unpopulär, denn sie kümmern sich wenig um Besitz und Konsum, und Zeichen und Symbole weltlicher Macht beeindrucken sie nicht. So wurde »mystisch« mit der Zeit gleichbedeutend mit verschwommen, töricht, unrealistisch, vielleicht auch ein bißchen verrückt. Wir wenden uns lieber an Ingenieure, Techniker und Wissenschaftler, um die einzige Wahrheit, nämlich die nachweisbare, zu erfahren.

Nun sehen wir uns jedoch mit einer neuen Generation wissenschaftlicher Tatsachen konfrontiert, und wir müssen eingestehen, daß jetzt wir töricht dastehen. Von Einstein lernten wir, daß für moderne Physiker die Abgrenzung von Vergangenheit, Gegenwart und Zukunft den Wert einer reinen, wenn auch hartnäckigen Illusion besitzt. Das Weltall, so erfahren wir, ist in etwa so unermeßlich, wie wir uns das bisher gedacht haben, biegt sich aber dann in der Unendlichkeit und faltet sich zusammen. Was ein poetisch veranlagter Wissenschaftler als »sanften Druck des Sternenlichts« bezeichnet hat, ist die Tatsache, daß die Sterne unseren Augen unbedingt weismachen wollen, sie wären lebendige, brennende Himmelskörper, weil sie Licht aussenden. Doch wir wissen, daß viele der Sterne über uns vor Tausenden von Jahren erloschen und untergegangen sind. In dem Versuch, die heutige Realität zu erfassen, werden unsere Wissenschaftler zu Dichtern, und Physiker begeben sich ins Reich der Metaphysik. Gemeinsam mit ihnen verstehen wir nun die Worte des Mystikers und Propheten T. S. Eliot (1934), wenn er schreibt:

»Was wir den Anfang nennen, ist oft das Ende,
Und ein Ende zu setzen ist ein neuer Anfang...
Wir werden nicht aufhören zu erkunden,
Und am Ende aller unserer Erkundungen

Werden wir ankommen, wo wir angefangen haben,
Und zum erstenmal den Ort mit offenen Augen sehen...«

Dieser Dichter, ein überzeugter Christ, sieht Sterben als einen Prozeß der Transformation und der Transzendenz an, der sich kontinuierlich während unseres irdischen Lebens vollzieht. Auf dieser Pilgerfahrt der Seele zu Gott wird von uns gefordert, Falschheit, Stolz und die unstillbaren Ansprüche des Ichs abzuschütteln, so daß wir zuletzt ungehindert, spirituell entblößt, in einem »Stand der völligen Einfachheit« auf die Vereinigung mit dem Göttlichen zustreben können. Einen flüchtigen Blick auf dieses Ziel kann man in Momenten des Einhaltens erhaschen, in Augenblicken der Selbstvergessenheit, der Anbetung und der Opferung, jenseits jedes Zeitrasters, erfüllt von der reinen Kraft, die Gottes Liebe ist. Zum Zeitpunkt des biologischen Todes fallen dann die letzten Schranken zwischen Mensch und Gott, das höchste Ziel der Transzendenz ist erreicht. Zeit spielt hier keine Rolle: »Vor Abraham war ich«, sagte Jesus. »Doktor, das muß ich Ihnen sagen«, erklärte eine 83jährige Patientin des Hospizes in Marin, »Sterben ist die Erfahrung eines ganzen Lebens!«

Literaturverzeichnis

Abel-Smith, Brian: The Hospice: 1800–1948. London: Heinemann 1964.

Ariès, Philippe: Geschichte des Todes, München 1980

Belloc, Hilaire: The Cruise of the Nona. Boston: Houghton Mifflin 1925.

Bonhoeffer, Dietrich: Auf dem Wege zur Freiheit, Gedichte aus Tegel. Hrsg. von Eberhard Bethge. Berlin 1946.

Clay, Mary Rotha: The Medieval Hospital of England. New York: Barnes and Noble 1966.

DuBoulay, Shirley: Cicely Saunders. Leben für die Sterbenden, Innsbruck 1987.

Eliot, T. S.: The Complete Poems and Plays. New York: Harcourt, Brace und World 1934.

Fletcher, J. F.: The Patient's Right to Die, in: Harpers, 221: 1325 (Okt. 1960), S. 138–143.

Habenstein, Robert W., und William M. Lamers: Funeral Customs the World Over. Milwaukee: Bulfin 1963.

Holden, Constance: Hospices for the Dying: Relief From Pain and Fear, in: Science (30. Juli 1976), S. 389–391.

Hume, Edgar Erskine: Medical Work of the Knights Hospitallers of St. John of Jerusalem. Baltimore: Johns Hopkins Press 1940.

Kübler-Ross, Elisabeth: Interviews mit Sterbenden. Gütersloh ^{13}1986.

Dies.: Was können wir noch tun? Gütersloh ^{4}1984.

Lamerton, Richard, und Sylvia Lack, Hrsg.: The Hour of Our Death. London: Macmillan 1974.

Lamerton, Richard, Euthanasia (Reprint), in: Nursing Times. 21. Februar 1974.

Ders.: The Need For Hospices, in: Nursing Times, 23. Januar 1975.

Ders.: Vebetables? (Reprint), in: Nursing Times, 1. August 1974.

Langdon-Davies, John: Westminster Hospital. London: John Murray 1952.

Le Shan, L.: The World of the Patient in Severe Pain of Long Duration, in: Journal of Chronic Diseases 1964: 17, S. 119–126.

Liegner, Leonard M.: St. Christopher's Hospice 1974, in JAMA 234: 10 (8. Dez. 1975), S. 1047f.

Nouwen, Henri: Reaching Out. New York: Doubleday 1975.
Phillips, Michael: The Seven Laws of Money. New York: Random House 1974.
Pirsig, R. M.: Zen und die Kunst, ein Motorrad zu warten. Frankfurt/Main 1976.
Riesman, David: The Story of Medicine in the Middle Ages. New York: Hoeber 1935.
Risley, Mary: House of Healing. New York: Doubleday 1961.
Rosen, George: A History of Public Health. New York: MD Publications 1958.
Saunders, Cicely: And From Sudden Death ... (Reprint), in: Frontier, Winter 1961.
Dies.: Terminal Care, in: Medical Oncology. Hrsg. v. K. D. Bagshawe. Oxford: Blackwell Scientific Publications 1973.
Dies.: The Management of Terminal Illness (Reprint), in: Hospital Publications, London 1957.
Dies.: The Need for Inpatient Care for the Patient With Terminal Cancer, in: Middlesex Hospital Journal, 72: 3. Februar 1973.
Solschenizyn, Alexander: The Cancer Ward. New York: Dial Press 1968; dt. Krebsstation. 2 Bde. Reinbek: Rowohlt TB.
Tennyson, Lord Alfred: Idylls of the King. New York: Airmont 1969.
Thomas, Lewis: The Lives of A Cell. New York: Viking 1974.
Thompson, John D., und Grace Goldin: The Hospital: A Social And Architectural History. New Haven: Yale University Press 1975.
Tolstoj, Leo N.: Der Tod des Iwan Iljitsch. Frankfurt/Main: Insel Taschenbuch 1985.
Twycross, R. G.: Choice of Strong Analgetic in Terminal Cancer: Diamorphine or Morphine?, in: Pain (Journal of the International Association for the Study of Pain) 3: 2 (April 1977), S. 93–104.
Ders.: Clinical Experience With Diamorphine in Advanced Malignant Disease (Reprint), in: International Journal of Clinical Pharmacology, 9: 184.
Ders.: Diseases of the Central Nervous System: Relief of Terminal Pain (Reprint), in: British Medical Journal, 25. Oktober 1975.
Ders.: Principles and Practice of the Relief of Pain in Terminal Cancer (Reprint), in: Update, Juli 1972.
Ders.: Stumbling Blocks in the Study of Diamorphine, in: Postgraduate Medical Journal (Mai 1973), S. 309–313.
Ders.: The Dying Patient. London: CMF Publications 1975.
Ders.: The Terminal Care of Patients With Lung Cancer, in: Postgraduate Medical Journal (Oktober 1973), S. 732–737.

Anhang:

I Behandlung ausgewählter Symptome in einem Hospiz

zusammengestellt von Dr. med. Elisabeth Albrecht

1. Schmerzkontrolle

Das Auftreten von Schmerzen sowie deren Intensität bei einer Krebserkrankung hängt von der Tumorart und vom Krankheitsstadium ab. Grob geschätzt leiden etwa zwei Drittel aller Krebspatienten in fortgeschrittenen Stadien unter Schmerzen; damit steht dieses Symptom im Vordergrund der therapeutischen Bemühungen.

Oft führen eine ungenaue und oberflächliche Kenntnis des Phänomens Schmerz sowie die unangebrachte Angst vor dem Einsetzen von Betäubungsmitteln zu einer inadäquaten Schmerzkontrolle.

In fortgeschrittenen Stadien einer Krebserkrankung handelt es sich in der Regel um einen chronischen Schmerz, der immer präsent ist, wenn auch oft mit wechselnder Intensität. Es liegt also, im Gegensatz zu einem akuten Schmerzereignis, ein schmerzhafter Dauerzustand vor, dessen Ende nicht abzusehen ist und der sich im Verlauf eher verschlimmert als bessert. Dieser Schmerz ist biologisch sinnlos, auf ihn konzentriert sich oft die ganze Aufmerksamkeit des Kranken, der damit zunehmend andere Interessen verliert, ängstlich und depressiv wird und sich von der Umwelt isoliert. Dadurch wird jedoch umgekehrt das Schmerzempfinden verstärkt. Eine erfolgversprechende Schmerztherapie muß diese komplexen Zusammenhänge berücksichtigen, die verschiedenen Faktoren einzeln

---

Mein herzlicher Dank gilt Herrn Prof. Dr. Wolfgang Schreml von der Universität Ulm (Onkologie) für seine hilfreiche Korrektur.

Tabelle 1: Analgetica in der Übersicht

Substanz (Präparate-Beispiele)	mittlere Dosierung	
A) Peripher wirkende Analgetica		
Acetylsalicylsäure (Aspirin®, Temagin® et al.)	600 mg 4- bis 6stdl.	
Naproxen (Proxen®*)	250 mg 4 × tgl. oder 500 mg 2 × tgl.	
Paracetamol (Ben-u-ron®* et al.)	500 mg 4stdl. oder 1 g 8stdl.	
B) Zentral wirksame Analgetica –		
schwach	2 × 30 mg. 4stdl.	in Kombination mit A)
Codein (Codeinum phosphoricum compretten®)		
Kombinationen: Nedolon®,		
Azur compositum®*	150 mg 6stdl.	
Dextropropoxyphen		
(Develin® retard)	50 mg 6stdl.	
Tramadol (Tramal®*)	1–2 × 5 mg. 4stdl.	
Oxycodon in niedriger Dosierung (Eukodal®)		
C) Zentral wirksame Analgetica – stark (BtMVV)		
Oxycodon (Eukodal®)	über 10 mg 4stdl.	
Morphin Elixir	15–150 mg 4stdl.	
Morphin-Retardtabletten (MST-Retardtabletten®)	ab 30 mg 12stdl.	
Hydromorphon (Dilaudid®*)	4–40 mg 4stdl.	
Buprenorphin (Temgesic® sublingual)	0,4 mg 8stdl.	

* = auch als Suppositorium angeboten.
Die Anfangsdosis liegt in der Regel unter der hier angegebenen mittleren Dosierung.

und nicht nur mit medikamentösen Maßnahmen bekämpfen und so versuchen, den kranken Menschen aus seiner »Schmerzwelt« zu befreien.

Die Suchtgefahr, also eine psychische Abhängigkeit, spielt bei terminal Krebskranken keine Rolle. Toleranzentwicklungen sind äußerst selten zu beobachten; in der Regel kann eine einmal gefundene medikamentöse Einstellung Schmerzen über lange Zeit kontrollieren. Dosissteigerungen können meist auf primäre (Fortschreiten der Erkrankung) oder sekundäre Ursachen (Verschlechterung anderer, das Schmerzerlebnis beeinflussender Faktoren) zurückgeführt werden.

Schmerzmittel sollen regelmäßig, nicht »bei Bedarf«, verabreicht werden; dabei kann die Nachtdosis manchmal durch eine gesteigerte abendliche Dosis ersetzt werden. Man versucht, die Schmerzen zunächst in ihrer Stärke, Lokalisation und Herkunft zu analysieren und die dafür adäquaten Medikamente auszuwählen. Die der Schmerzstärke adäquate Dosierung ermittelt man, indem man die Dosis des Analgeticums steigert, bis Schmerzfreiheit erreicht wird; das Intervall zwischen den Gaben wird so gewählt, daß der Kranke die nächste Dosis nimmt, noch während er schmerzfrei ist. Nur so kann der Teufelskreis aus Schmerzerinnerung – Angst vor Schmerzen – Schmerzverstärkung unterbrochen werden.

Neben den Analgetica werden Medikamente eingesetzt, die über andere Wirkungsmechanismen Schmerzen reduzieren helfen oder die analgetische Wirkung der Schmerzmittel potenzieren, sogenannte Co-Analgetica. Auch erfordern Nebenwirkungen der Schmerztherapie oft eine zusätzliche Medikation.

Bei etwa 90 bis 95 % der Kranken, die in einem fortgeschrittenen Krebsstadium an Schmerzen leiden, reicht eine medikamentöse Therapie zur Schmerzkontrolle aus. Für therapieresistente Schmerzzustände stehen weitere Verfahren aus dem Bereich der Bestrahlungstherapie, Anästhesie, Chirurgie und Neurochirurgie zur Verfügung.

Leichte bis mäßige Schmerzen

Acetylsalicylsäure ist das Mittel der Wahl bei allen Zuständen, in denen Entzündungsvorgänge Schmerzen hervorrufen. Bei Patienten mit Gastritis oder der Gefahr einer gastrointestinalen Blutung sollte diese Substanz, wie auch die ähnlich eingesetzten nichtsteroidalen Antiphlogistica, gemieden werden.

Eine spezielle Indikation besteht bei Schmerzen, die durch Knochenmetastasen verursacht werden.

Wird trotz ausreichender Dosierung und regelmäßiger Gabe keine befriedigende Analgesie erreicht, können die in Tabelle 1, S. 180, genannten Medikamente der ersten Stufe mit Codein kombiniert werden. Allerdings ist eine Dosissteigerung des Codeins meist durch gastrointestinale oder zentralnervöse Nebenwirkungen limitiert.

Eine bessere Verträglichkeit zeigt Oxycodon, das ebenfalls mit den Medikamenten der ersten Stufe kombiniert werden kann; in höherer Dosierung zählt es bereits zu den starken Analgetica.

Über eine Modulation der Schmerzempfindung wirken Psychopharmaka schmerzlindernd. Als günstig hat sich eine Kombination aus niedrigdosiertem Haloperidol und Anafranil oder Amitryptilin herausgestellt (siehe auch Tabelle 2, Co-Analgetica, S. 184).

Starke Schmerzen

Bei terminal kranken Patienten ist eine Scheu vor Betäubungsmitteln unangebracht. In Hospizen hat sich weltweit Morphinsulphat als meistgebrauchtes Opiat durchgesetzt, im allgemeinen in wäßriger Lösung (1 mg/ml) verabreicht. Morphin hat eine Halbwertzeit von 3 bis 5 Stunden; bei 4stündlicher Gabe kann eine den Schmerzen gut angepaßte Dosierung gefunden werden, ohne daß der Kranke durch Akkumulation oder zu hohe Anfangskonzentration im Bewußtsein getrübt wird.

Man beginnt mit einer Dosierung von 10 mg Morphin oral alle 4 Stunden und steigert die Dosis allmählich, bis eine gute Schmerzkontrolle erreicht ist. Über 80 % der Patienten benötigen dazu lediglich bis zu 30 mg Morphinsulphat 4stündlich, eine obere Grenze existiert jedoch nicht. Bei Dosierungen von über 150 mg 3stündlich sollte man eine genaue Schmerzanamnese wiederholen, um therapierbare Schmerzursachen nicht zu übersehen oder Co-Analgetica einzusetzen.

Gleichzeitig müssen wegen der obstipierenden Wirkung des

Morphins regelmäßig Laxantien verabreicht werden. Oft zwingt Übelkeit als weitere Nebenwirkung dazu, Antiemetica zu geben; am besten wirken hier Haloperidol oder Chlorpromazin (siehe Tabelle 3, S. 188). In manchen Hospizen wird deshalb von vornherein eine Mixtur aus Morphin und Phenothiazin-Derivat verabreicht (siehe »Hospiz-Mix«, Kap. 4).

Zu Beginn der Therapie mit Morphin kommt es meist vorübergehend zu verstärkter Müdigkeit, ebenso bei Dosissteigerungen. Die Gefahr der Atemdepression ist bei richtigem Gebrauch des Morphins gering. Die Schwellenwerte für die Wirkung des Morphins liegen in der Reihenfolge Analgesie → Sedierung → Atemdepression. Somit ist es möglich, bei genauer Dosiseinstellung den Kranken schmerzfrei, aber wach und ohne Beeinträchtigung der Atmung zu halten.

Unter der Vielzahl von Morphinderivaten werden Substanzen mit längerer Halbwertzeit oder mit anderer Applikationsform in Hospizen eingesetzt. Beim Vergleich äquivalenter Dosen ist keine Substanz dem Morphin an analgetischer Wirkung überlegen.

Buprenorphin ist in Sublingualtabletten erhältlich und kann wegen einer längeren Halbwertzeit 8stündlich genommen werden. Dieses Medikament gehört zur Gruppe der Morphinagonisten mit antagonistischer Teilwirkung, weshalb bei etwa 5 mg Tagesdosis ein Wirkungsplateau erreicht wird (entspricht etwa 50 mg Morphin 4stündlich).

Hydromorphon kann als Zäpfchen genommen werden, hat jedoch den Nachteil einer kürzeren Halbwertzeit von 2 bis 3 Stunden. Im Ausland werden meist Oxycodon-Zäpfchen verwendet. Morphin-Retardtabletten werden von manchen Patienten der Morphinlösung vorgezogen; auch können sie durch die pharmakokinetische Wirkungsverzögerung etwa 8stündlich eingesetzt werden. Schmerzmittel sollten so lange wie möglich oral oder als Suppositorien gegeben werden. Muß Morphin auf eine parenterale Verabreichung umgestellt werden, so wird die orale Dosierung bei gleichem Zeitschema auf ein Drittel reduziert und subkutan gespritzt, um die gleiche Wirkung zu erhalten. Eine kontinuierliche Medikamentenzufuhr kann durch Perfusor-Apparate erzielt werden.

Tabelle 2: Co-Analgetica

Indikation	Substanz (Beispiel = Handelspräparat)	orale Dosierung
Dyästhesien, Verstärkung	Amitryptilin (Saroten®)	25–150 mg abends
Analgesie	Haloperidol (Haldol®)	5–10gtt. 4 × tgl.
Knochen-schmerzen	Acetylsalicylsäure (Aspirin®)	600–1000 mg 4- bis 6stdl.
	Naproxen (Proxen®)	250 mg 4 × tgl.
	Indometacin (Amuno®)	25–50 mg 6- bis 8stdl.
Intrakranielle Drucksteigerung	Dexamethason (Fortecortin®)	3 Tage 8–25 mg 4 × tgl., dann Reduktion auf 2–4 mg. 4 × tgl.
	Methylprednisolon (Urbason®)	32–1000 mg 4 × tgl.
Nervenkompression, viszerale Spannungs-schmerzen	Dexamethason (s. o.)	2–8 mg 2–3 × tgl.
	Methylprednisolon (s. o.)	8–32 mg 2–3 × tgl.
Anfallsweise stechende Schmerzen	Carbamazepin (Tegretal®)	100 mg 2 × tgl., bis 600 mg 2 × tgl. steigern
	Valproinsäure (Convulex®)	150 mg 3 × tgl.
Blasenspasmen, Tenesmen	Chlorpromazin (Megaphen®)	10–25 mg 4- bis 6stdl.
	Spasmolytika (bevorzugt werden Belladonna-Alkaloide in Suppositorien)	
Muskelspasmen	Diazepam (Valium®)	2–10 mg. 6- bis 12stdl.
	Baclofen (Lioresal®) akut parenteral Diazepam	5–10 mg 3 × tgl.

Indikation	Substanz (Beispiel = Handelspräparat)	orale Dosierung
Lymphödem	Diuretica Corticosteroide (s. Nervenkompression) mechanische Maßnahmen (Lagern, Kompression)	
Intestinale Koliken und Erbrechen bei inoperablem Ileus	Morphium, Butylscopolamin (Buscopan), Haloperidol (Haldol) – subkutan über Perfusor	

Morphin ist kein Allheilmittel gegen Schmerz. Sein Einsatz garantiert keinen Erfolg, besonders wenn die psychosozialen Komponenten des Schmerzerlebnisses bei der Betreuung unberücksichtigt bleiben.

Co-Analgetica

Oft kann durch den Einsatz von Co-Analgetica die Dosis der Schmerzmedikamente verringert werden; manche Schmerzzustände werden erst durch sinnvolle Kombinationstherapie beherrschbar.

Bei lokalen Knochenmetastasen zeigt die palliative Bestrahlung eine gute analgetische Wirkung, genauso kann bei Hirntumoren eine Radiotherapie die Beschwerden lindern. Je nach Tumorart kann auch eine Chemotherapie oder Hormontherapie zur Schmerzbekämpfung sinnvoll sein.

Liegt bei abdominellen Koliken ein inoperabler Darmverschluß zugrunde, werden Schmerzen sowie Übelkeit und Erbrechen medikamentös bekämpft: Infusionen und Magensonde können zumeist vermieden werden. Zunächst wird abgesetzt, was die Peristaltik verstärkt (Metoclopramid, stimulierende Laxantien), dann dem Patienten Medikamente meist subkutan oder in Form von Suppositorien verabreicht: gegen die Koliken Loperamid und Spasmolytica, unterstützt durch Opiate; gegen Übelkeit und Erbrechen Chlorpromazin oder Haloperidol. Abzuraten ist von hohen Einläufen, die den Patienten nur belasten. Essen und Trinken in kleinen Mengen richten sich nach dem Wunsch des Patienten (Baines 1985).

Muskelverspannungen entstehen meist reflektorisch aufgrund eines schmerzhaften Prozesses (zum Beispiel einer Knochenmetastase); folglich lösen sie sich auch oft unter einer adäquaten analgetischen Therapie. Zusätzlich können Maßnahmen aus der physikalischen Therapie wie Massagen oder Wärme Linderung bringen. Die in Tabelle 2, S. 184, aufgeführten Medikamente sind nur bedingt einsetzbar, da sie die sedierende Wirkung vieler Analgetica noch verstärken.

Corticosteroide werden in Hospizen großzügig eingesetzt, die bei langfristiger Anwendung gefürchteten Nebenwirkungen spielen bei der kurzen Lebenserwartung der Hospiz-Patienten nur eine untergeordnete Rolle. Wo sich Tumormasse in einem begrenzten Raum ausbreitet und durch Druck zu Beschwerden führt, ist ein Behandlungsversuch mit Corticosteroiden gerechtfertigt, also bei Hirntumoren und -metastasen, bei durch Tumoren eingeengten Nerven, bei viszeralen Schmerzen wie Leberkapselspannung durch Lebermetastasen, bei Lymphödemen. Um gastrointestinalen Nebenwirkungen vorzubeugen, werden Corticosteroide mit Antacida oder Säuresekretionshemmern kombiniert. Ein weiterer positiver Effekt des Prednisons ist, daß es in niedriger Dosierung (ca. 20 mg/die) bei etwa 50 % der Patienten den Appetit und das Allgemeinbefinden bessert. Eine Lebensverkürzung oder -verlängerung wurde unter Corticosteroiden bisher nicht festgestellt.

2. Übelkeit und Erbrechen

Bei etwa 30 bis 40 Prozent der terminal kranken Patienten stellen sich Übelkeit und Erbrechen ein; sie sind mitunter schwerer zu ertragen als Schmerzen; auch hier gehört zu einer effektiven Bekämpfung neben pharmakologischem Wissen eine gute psychosoziale Betreuung.

Grundsätzlich können Übelkeit und Erbrechen durch Störungen im Verdauungstrakt oder im zentralen Nervensystem ausgelöst werden. Es sollte zunächst die Ursache gesucht und, wenn möglich, beseitigt werden (zum Beispiel Lösung einer Obstipation, Senkung einer Hypercalzämie). Bei der symptomatischen Therapie werden in erster Linie diejenigen Medikamente verwendet, welche als Mittel gegen die opiatinduzierte Übelkeit aufgeführt worden sind: Haloperidol, das stärker sedierende Chlorpromazin und Metoclopramid, welches zusätzlich günstig auf die Motilität des oberen Gastrointestinaltrakts wirkt und deshalb besonders bei Passagestörungen eingesetzt wird. Obwohl alle hier aufgeführten Pharmaka eine zentrale antiemetische Wirkung besitzen, verhilft erst eine genaue Analyse der Ursache zu der Wahl des jeweils adäquaten oder zusätzlich benötigten Mittels. Leider muß je nach Medikament mit extrapyramidalen, sedierenden oder anticholinergen Nebenwirkungen gerechnet werden.

Dexamethason zeigt bei manchen Patienten einen antiemetischen Effekt, indem es unspezifisch die Empfindung von Übelkeit senkt. Hilfreich sind oft Anpassungen im Diätplan wie häufige, kleine Mahlzeiten und sorgfältige Wahl der Speisen nach Verträglichkeit oder nach dem Wunsch des Patienten.

Im akuten Fall muß die medikamentöse Therapie parenteral erfolgen. Für Kranke, die zu Hause gepflegt werden, bieten sich Zäpfchen als Darreichungsform an, in der auch die meisten Substanzen erhältlich sind. Danach werden die Medikamente oral genauso wie Schmerzmittel prophylaktisch verabreicht, also in einer Dosierung und in einem Zeitintervall, die darauf hinzielen, dem Patienten die Übelkeit dauernd zu nehmen.

3. Mundpflege

Welche Bedeutung eine sorgfältige Pflege des Sterbenden einnimmt, kann gut am Beispiel der oft vernachlässigten Mundpflege demonstriert werden.

Schwerkranke klagen vermehrt über verminderten oder schlechten Geschmack, trockenen Mund und dadurch auch

Tabelle 3: Antiemetica und adjuvante Medikamente

Problem	Substanz (Beispiel)	Mittlere Dosis
Übelkeit unklarer Genese, opiatinduzierte Übelkeit	Haloperidol (Haldol®)	0,5 mg 8stdl.
	Chlorpromazin (Megaphen®)	12,5 mg 4stdl.
	Metoclopramid (Paspertin®)	10 mg 8stdl.
	Triflupromazin (Psyquil®)	10 mg 3- bis 4 × tgl.
	Alizaprid (Vergentan®)	50 mg 3 × tgl.
Vestibuläre Komponente	Dimenhydrinat (Vomex A®)	50–100 mg 6stdl.
	Perphenazin (Decentan®)	4 mg 8stdl.
unstillbares Würgen	Atropin (Atropinsulphat)	0,4–0,6 mg sc 8stdl.
	Scopolamin (Scopolaminum hydrobromicum Eifelfango®)	0,4–0,6 mg sc 8stdl.
Übelkeit bei Radiotherapie	Pyridoxin (Benadon®)	50 mg 8stdl.
Passagebehinderung Magen	Metoclopramid (s. o.)	
	Domperidon (Motilium®)	10–20 mg 4stdl.
intrakranielle Druckerhöhung	Dexamethason (Fortecortin®)	10–25 mg 6stdl.
allgemeine günstige Wirkung gegen Übelkeit	Dexamethason (Fortecortin®)	4–8 mg 3 × tgl.

Durstgefühl, unabhängig davon, ob gleichzeitig eine Exsikkose vorliegt oder nicht. Ursächlich liegt oft eine Candida-Infektion der Mundhöhle zugrunde, auch reduzieren Medikamente mit anticholinerger Nebenwirkung die Speichelproduktion. Ziel einer guten Mundpflege ist es, nicht nur diese Mißempfindungen zu beseitigen, sondern auch Entzündungen und Ulzerationen der Mundhöhle zu vermeiden, welche sehr schmerzhaft werden können.

Wichtig ist eine regelmäßige und häufige Mundreinigung. Mundspülungen mit erfrischenden und entzündungshemmenden Beisätzen (Pfefferminzgeschmack, Kamille etc.) haben sich bewährt; ist der Kranke zu schwach dazu, wird der Mund mit Glyzerin-Stäbchen zweistündlich sorgfältig ausgewischt. Zwischendurch kann das Gefühl eines trockenen Mundes dadurch verringert werden, daß der Patient saure Bonbons oder Eisstückchen lutscht. Speichelersatz wird aus Methylcellulose, etwas Zitronengeschmack und Wasser hergestellt, oft reicht es auch aus, häufig ein paar Tropfen Wasser einzugeben. Die Luft im Raum sollte feucht gehalten werden. Besteht eine Candidiasis, so muß diese Pilzerkrankung medikamentös behandelt werden (zum Beispiel Nystatin-Suspension 200000 Einheiten vierstündlich). Bei ausgeprägter Mangelernährung empfiehlt es sich, Vitamin C und Vitamin-B-Komplex zusätzlich zu verabreichen, um Schäden der Mundschleimhaut vorzubeugen.

4. Obstipation

Bei schwerkranken Menschen treten häufig Probleme mit regelmäßigem Stuhlgang auf. Bettlägerigkeit, wenig Nahrungsaufnahme, Exsikkose, die Einnahme von Analgetica und anderen Medikamenten, welche die Darmmotorik hemmen, aber auch die Scheu davor, die Bettschüssel zu benutzen, oder die Angst vor anstrengender oder schmerzhafter Stuhlentleerung führen zu Obstipation. Diese wiederum verursacht abdominelle Beschwerden, im Extremfall kann es sogar zum Darmverschluß kommen.

Ziel einer guten Patientenbetreuung ist eine nicht unbedingt tägliche, jedoch regelmäßige und leichte Stuhlentleerung. Der Kranke wird ermuntert, möglichst faserreiche Kost zu sich zu nehmen, wobei auf eine ausreichende Flüssigkeitszufuhr geachtet werden muß. Zusätzlich werden ihm Obst und Fruchtsäfte als natürliche, milde Abführmittel angeboten. Solange wie möglich sollte der Kranke die Toilette aufsuchen, wodurch auch die Mobilisierung gefördert wird. Erst wenn die Kräfte nicht einmal mehr für die Benutzung eines Nachtstuhls ausreichen, wird die für die meisten Menschen unangenehme Bettschüssel eingesetzt.

Der bettlägerige Patient benötigt häufig Laxantien. Füll- und

Quellmittel sind bei meist reduzierter Trinkmenge und mangelnder Bewegung nur bedingt hilfreich. Als nützlicher hat sich eine Kombination aus stuhlaufweichenden und die Peristaltik anregenden Substanzen erwiesen (zum Beispiel Agaroletten® = Docusat-Natrium und Bisacodyl). Besonders bei Patienten, die Betäubungsmittel erhalten, müssen Laxantien nach Wirkung dosiert und regelmäßig genommen werden. Bei Passagebehinderung durch intestinale Tumoren kann der Stuhl mit Lactulose weich gehalten werden, bei drohendem Leberkoma wird als positiver Nebeneffekt dadurch auch der Ammoniakspiegel gesenkt.

Bei manifester Obstipation wird zunächst durch rektale Untersuchung geklärt, ob im Enddarm eine Obstruktion vorliegt, und diese manuell beseitigt. Die Peristaltik wird dann durch Zäpfchen oder Einläufe angeregt. Anschließend werden Laxantien regelmäßig oral verabreicht beziehungsweise eine zuvor bereits begonnene Medikation erhöht.

5. Dyspnoe

Große Schwierigkeiten bei der Betreuung Sterbender bereiten respiratorische Probleme. Spürt der Patient, daß er nicht genügend Luft bekommt, dann verstärkt die Angst vor dem Erstikken die Ateminsuffizienz, und diesen Circulus vitiosus gilt es zu durchbrechen.

Zunächst müssen die Ursachen für die Dyspnoe geklärt werden; gerade bei rasch aufgetretener Atemnot können neue Erkrankungen zugrunde liegen, wobei ein gezieltes Vorgehen dann oft Erleichterung bringt, zum Beispiel die Gabe von Bronchodilatatoren bei Bronchospasmus oder die Punktion eines Aszites, der durch Zwerchfellhochstand die Dyspnoe verursacht hat.

Ist eine kausale Therapie nicht möglich, so versucht man, durch die Gabe von Opiaten und Psychopharmaka eine Dissoziation von Hypoxie und dem Gefühl von Lufthunger zu erreichen. Dazu werden die Opiate niedriger als bei der Schmerzbekämpfung dosiert, der Kranke muß sorgfältig beobachtet wer-

Tabelle 4: Medikamentöse Behandlung der Dyspnoe

Problem	Substanz (Beispiel)	Mittlere Dosis
Tachypnoe	Morphin Chlorpromazin (Megaphen)	2,5–15 mg oral 4stdl. 12,5–25 mg oral 4- bis 6stdl.
angstinduzierte Dyspnoe	Diazepam (Valium)	5–10 mg oral 6- bis 8stdl.
akute, starke Atemnot	Morphin mit Scopolamin (Scopolaminum hydrobronicum Eifelfango)	2,5 mg sc. und mehr 0,4–0,6 mg sc.
»Todesrasseln«	Scopolamin Atropin (Atropinsulfat)	0,4–0,8 mg sc. 2- bis 4stdl.

den, um eine Atemdepression rechtzeitig zu erkennen. Neben dem pharmakologischen Wissen ist gerade hier eine intensive Betreuung im Team entscheidend. Der Patient braucht eine beruhigende Umgebung und die Gewißheit, nicht allein gelassen zu werden. Die Schwester lagert den Patienten so bequem wie möglich, so daß er frei und körperlich entspannt atmen kann. Durch Atemübungen wird die vorhandene Vitalkapazität ausgeschöpft, weitere Hinweise der Krankengymnastin dienen dazu, die verbliebene Kraft ökonomisch einzusetzen, so daß trotz eingeschränkter Lungenfunktion die Mobilität so lange wie möglich erhalten bleibt.

Tritt akut Atemnot auf, so schafft die parenterale Gabe von Opiaten zusammen mit Scopolamin rasch Erleichterung. In den letzten 12 bis 24 Lebensstunden kann das sogenannte »Todesrasseln« auftreten; es entsteht, wenn der Sterbende zu schwach ist, die Sekretionen der Luftwege abzuhusten und zu schlucken. Meist befindet sich der Sterbende bereits in einem komatösen Zustand, so daß das rasselnde Geräusch in erster Linie auf Angehörige oder Mitpatienten belastend wirkt. Hier helfen neben Absaugen und Lagerung wiederholte subkutane Gaben von Scopolamin oder Atropin, welche gleichzeitig die Bronchien weitstellen und die Sekretionen verringern.

Literatur

Ajemian, I., Mount, B.: The Royal Victoria Hospital Manual on Palliative Hospice Care. Salem, New Hampshire: The Ayer Company, 1982.

Baines, M., et al.: Medical Management of Intestinal Obstruction in Patients with Advanced Malignant Disease, in: The Lancet, Nov. 1985, S. 990–995.

Cassileth, B. et P.: Clinical Care of the Terminal Cancer Patient. Philadelphia: Lea & Febiger 1982.

Saunders, C., et al.: Hospice: The Living Idea. London: Edward Arnold Ltd. 1981.

Twycross, R., Lack, S.: Therapeutics in Terminal Cancer. London: Pitman 1984.

WHO: Cancer Pain Relief. Genf 1986.

II Informationen zur Hospiz-Arbeit

Was ist ein Hospiz?

Hospiz, lat. hospitium, bedeutet Herberge und Gastfreundschaft. Im Mittelalter boten Mönche den Pilgern auf ihrer Reise an besonders gefährdeten Stellen Hilfe und Schutz.

Heute brauchen die kranken Menschen ebenso Hilfe und Schutz, besonders in der letzten Phase ihres Lebens.

Hospiz meint heute ein dauerndes, enges Zusammenwirken von Ärzten, Pflegepersonal, Seelsorgern, Sozialarbeitern und freiwilligen Helfern (Hospiz-Helfer/innen) für und mit den kranken und sterbenden Menschen. Die Familien werden in dieses Zusammenwirken miteinbezogen. Sie erfahren auch selber die Unterstützung und Begleitung des Hospiz-Teams – auf Wunsch auch über den Tod des Angehörigen hinaus.

Mit der Linderung von körperlichen, seelischen und sozialen Leiden will das interdisziplinäre Team des Hospizes die Annahme von Sterben und Tod erleichtern helfen. So wird auch im Sterbeprozeß Leben möglich, oft sogar in besonderer Intensität.

Grundgedanken der Hospiz-Arbeit

Die kranken Menschen sollen möglichst ohne Schmerzen leben können, umsorgt von Familie, Freunden und Betreuern.

Hospizarbeit ist christlichen Wertvorstellungen verpflichtet, aber unabhängig von Konfessionen. Das Menschenbild der Hospizarbeit geht von der Ganzheit der Person aus.

Hospiz betrachtet Sterben als natürlichen Vorgang. Es will schwerstkranken Menschen Leben bis zuletzt ermöglichen.

Hospiz versucht beizutragen, daß sterbende Menschen ihre Situation bewußt akzeptieren können. Das Sterben wird weder beschleunigt noch hinausgezögert. Diese lebensbejahende Grundidee schließt aktive Euthanasie aus.

Ein Sterben im Kreis der Familie soll ermöglicht werden, wenn die kranken Menschen es wünschen und die Voraussetzungen dafür geschaffen werden können.

Wahrhaftigkeit in der Kommunikation mit den Kranken und ihren Angehörigen ist Grundvoraussetzung. Die kranken Menschen werden nicht als Objekte unserer Betreuung betrachtet, sondern als gleichberechtigte Mitmenschen.

Sie vermitteln uns Erfahrungen von Lebensbewältigung an den Grenzen des Daseins. In diesem Sinn können sie zu Lehrern für ihre Umgebung werden. Ihre Selbstbestimmung und Individualität werden geachtet.

Die Hospizbewegung möchte mit ihren Bemühungen auch eine bewußte Haltung zu Sterben und Tod in der Gesellschaft erreichen.

Längerfristige Ziele der Hospizarbeit

- Zunehmende Unterstützung und Ergänzung des bestehenden Gesundheitssystems.
- Betreuen der Sterbenden und ihrer Angehörigen in drei Bereichen:

zu Hause

Erkennen und Beheben der Schwierigkeiten in der Familie des kranken Menschen.

in der Tagesstätte

Angehörige sollen tageweise entlastet werden, damit sie wieder Kräfte sammeln können für eine möglichst langfristige Betreuung ihrer Sterbenden zu Hause.

stationär

Hier wird umfassende Betreuung in besonderer Not angeboten, wenn Schmerzen einer speziellen Behandlung bedürfen, wenn Angehörige die Pflege nicht mehr leisten können.

- Im Rahmen der Hospizarbeit soll die Forschung in den Bereichen der Palliativmedizin und Palliativpflege gefördert werden.

Der Christophorus Hospiz-Verein

ist ein eingetragener Verein, in dem Menschen unterschiedlicher weltanschaulicher und beruflicher Ausrichtung auf der Grundlage christlicher Wertvorstellungen zusammenarbeiten.

In Seminaren bieten wir Informationen zum Umgang mit Sterben, Tod und Trauer an. In Vorbereitungskursen bilden wir Hospizhelfer/innen aus und koordinieren deren Einsatz.

Ärzte können bei uns Broschüren für eine spezielle Schmerzbehandlung anfordern.

Hospiz will – ergänzend zu bestehenden sozialen Einrichtungen – besonders todkranken Menschen dienen, bei denen Heilung ihres Leidens durch Operation, Strahlen- oder Chemotherapie nicht mehr möglich ist.

Betroffene und Angehörige können Unterstützung durch Hospizhelfer/innen des Christophorus-Hospiz-Vereins erhalten. Die Betreuung ist unentgeltlich.

Hospiz-Adressen in Deutschland:

Aachen: Oratorium Philipp Neri, Ahornstraße 51, 5100 Aachen
Köln: Prof. Dr. Pichlmayer und H. R. Zielinski, Joseph-Stelzmann-Straße 20, 5000 Köln 4
München: Christophorus-Hospiz-Verein e. V., Hirtenstraße 2, 8000 München 2
Recklinghausen: Hospiz zum hl. Franziskus e. V., Röntgenstraße 10, 4350 Recklinghausen

Gerhard Schmied

Sterben und Trauern in der modernen Gesellschaft

Mit einem Nachwort zur Taschenbuchausgabe.
221 Seiten. Serie Piper 936

Das Verhältnis zum Tod hat sich in der modernen Gesellschaft grundlegend gewandelt. Der Umgang mit dem eigenen Sterben ebenso wie mit der Trauer über den Tod eines anderen Menschen wird hier aufgearbeitet. Definitionen (wann beginnt das Sterben?) und Charakteristika des modernen Sterbens (tabuisiert, verdrängt, privatisiert?), von physischen und sozialem Tod, die verschiedenen Phasen des Trauerns – dies sind nur einige Stichworte hierbei. Der Autor will durch diese umfassende Behandlung des Themas vor allem informieren: »Die sachliche und wissenschaftliche Auseinandersetzung mit Tod und Trauer kann die Bewältigung eines Verlustes erleichtern« (Schmied). Das Buch bietet durch Informationen und Aufklärung Hilfen für Betroffene wie auch für professionelle Helfer.

»Das Buch könnte zu einem Leitfaden für Lehre und Praxis in der Medizin, der Krankenpflege, der Sozialarbeit und der Seelsorge werden. Aber auch Angehörige von Sterbenskranken sowie Trauernde werden sich in ihrer Situation angesprochen fühlen.«
Der Kassenarzt

Medizin und Gesundheit

Silvano Arieti
Schizophrenie

Ursachen, Verlauf, Therapie. Hilfen für Betroffene.
Vorwort von Asmus Finzen. 252 Seiten. Kt.
(Auch in der Serie Piper 713 lieferbar)

»Das Buch ist ein wichtiges Hilfsangebot in einem Problembereich, in dem die meisten, auch Ärzte, unberaten und ratlos bleiben. Es entwickelt – statt neutralen Mitleids – ein aktives, einfühlsam nachvollziehendes Verständnis beim Leser.« Medical Tribune

Prof. Dr. Hans A. Bloss
Bewegung gegen Herzinfarkt

So können Sie einem Herzinfarkt vorbeugen oder seine Folgen überwinden.
Mit einem Vorwort von Prof. Dr. med. Gotthard Schettler.
271 Seiten mit 98 Zeichnungen. Kt.

»Dieses von einem Sportwissenschaftler verfaßte Buch beeindruckt durch seine verständliche Sprache, das Aufgreifen verbreiteter Vorurteile sowie zahlreiche praktikable Ratschläge.« Ärztliche Praxis

Prof. Dr. med Horst Cotta
Der Mensch ist so jung wie seine Gelenke

Haltung · Bewegung · Sport · Ernährung · Behandlung. Unter Mitarbeit von Dr. med. Arnim C. Braun, Dr. med. Baldung M. Gärtner, Antje Hüter, Dr. med. Fritz U. Niethard, Dr. med. Wolfgang Stein, Dr. med. Klaus Steinbrück.
297 Seiten mit 154 Zeichnungen von Horst Busse und 7 Fotos. Serie Piper 275

»Ein Buch, das nicht nur Wissen allein vermittelt, sondern auch echte Hilfe anbietet für jeden Heilungssuchenden.« Südfunk

Medizin und Gesundheit

Prof. Dr. med. Horst Cotta
Sport treiben! Gesund bleiben!

Ein medizinisches Handbuch. Unter Mitarbeit von Dr.-med. Albert Güßbacher und Prof. Dr. med. Klaus Steinbrück.
426 Seiten mit 124 Zeichnungen von Horst Busse und 11 Fotos. Geb.

Prof. Dr. med. Horst Cotta wendet sich mit seinem umfassenden, reich bebilderten Handbuch zu Fragen des Sports und der Sportmedizin an alle, die als Freizeit- oder Leistungssportler, als Trainer oder Betreuer mit Sport zu tun haben. In der Bundesrepublik Deutschland sind das etwa 20 Millionen Menschen.

John C. Eccles
Das Gehirn des Menschen

Sechs Vorlesungen für Hörer aller Fakultäten. Aus dem Amerikanischen von Angela Hartung. 304 Seiten. Geb.

»Das Buch befriedigt, weil man lernt, daß naturwissenschaftliche Hirnforschung auch dazu beiträgt, den Menschen besser zu verstehen.« Ärztliche Praxis

Martin I. Green
Erste Hilfe für dein Kind

Vorbeugung und richtiges Verhalten in allen Notfällen. Aus dem Englischen von Elisabeth Piper. 177 Seiten mit 320 Abbildungen. Kt.

»Dieses Handbuch gibt viele nützliche Hinweise, wie man die Umwelt für Kinder sicherer machen kann, und ist darüber hinaus ein praktischer Ratgeber in Notfällen. Ca. 300 präzise und leicht erfaßbare ›Schritt-für-Schritt‹-Illustrationen ermöglichen ein schnelles und vielleicht lebensrettendes richtiges Verhalten des Kindes. Dieses Buch ist ein praktisches Geschenk für alle Eltern und sollte in keinem Haushalt mit Kindern fehlen.« Arbeiter-Samariter-Bund, Deutschland

Medizin und Gesundheit

Das Harvard-Gesundheitsbuch

Empfehlungen der Harvard Medical School für jedermann. Hrsg. von Dr. med. G. Timothy Johnson und Dr. med. Stephen E. Goldfinger. Deutsche Ausgabe bearb. v. Prof. Dr. med. Gotthard Schettler und Dr. med. Peter Gross.
Aus dem Amerikanischen von Robby E. Remmers.
423 Seiten mit Abbildungen. Geb.

»Derart nüchtern, sachlich und unaufwendig und dennoch so aussagekräftig und überzeugend – das ist selten bei dem z. Zt. sintflutartig auf uns herabregnenden Segen von Gesundheitsratgebern. Zusammengestellt von Experten der Harvard Medical School, dem ›Mekka der (Schul-) Medizin‹, und nicht einfach übersetzt, sondern von zwei deutschen Fachleuten bearbeitet, erhebt diese Publikation – straff gegliedert und meist in Frage-Antwort-Form – nicht den Anspruch eines Nachschlagewerks mit enzyklopädischem Charakter.« Einkaufszentrale für öffentliche Büchereien

Dr. med. dent. Hanns-W. Hey
Gesunde Zähne

Pflege – Vorbeugung – Erkrankung – Behandlung.
274 Seiten mit 166 Abbildungen. Geb.

Der praktizierende Zahnarzt Dr. Hanns-W. Hey – einem großen Leserkreis durch die kritische SPIEGEL-Serie »Gutes Geld für schlechte Zähne« bekannt – erklärt in seinem allgemein verständlichen Buch dem Laien die Funktionen und die Erkrankungen des Mund-Kiefer-Systems. Durch die detaillierte Beschreibung der Behandlungsmöglichkeiten vermittelt er dem Patienten ein besseres Verständnis für sinnvolle zahnärztliche Maßnahmen und gibt Ratschläge zur Vorbeugung von Zahnerkrankungen und zur richtigen Zahnpflege.

Prof. Dr. med. Hellmut Mehnert
Der Mensch ist so gesund wie sein Stoffwechsel

Was ist Stoffwechsel? · Richtige und falsche Ernährung · Fettsucht / Magersucht · Vitaminmangelzustände · Fettstoffwechselstörungen · Gicht · Diabetes mellitus · Seltene Stoffwechselerkrankungen. 208 Seiten mit 14 Abbildungen und 23 Tabellen. Geb.

Medizin und Gesundheit

Prof. Dr. med. Ludwig Rausch
Mensch und Strahlenwirkung

Strahlenschäden · Strahlenbelastung · Strahlenschutz.
347 Seiten mit 117 Abbildungen. Kt.

Der Mediziner und Strahlenbiologe erläutert die verschiedenen Strahlenarten, denen heute jeder Mensch ausgesetzt ist, ihre Wirkung und die Reaktionen des menschlichen Organismus. Eine Thematik, über die jeder informiert sein sollte, besonders alle, die mit Strahleneinwirkung konfrontiert werden.

Prof. Dr. med. Gotthard Schettler
Der Mensch ist so jung wie seine Gefäße

Arteriosklerose · Herzinfarkt · Schlaganfall · Durchblutungsstörungen. Entstehung · Risiken · Vorbeugung · Behandlung. Mit Beiträgen von Prof. Dr. med. Michael DeBakey, Prof. Dr. med. Hubert Mörl, Prof. Dr. med. Egbert Nüssel. 333 Seiten mit 47 Graphiken und Abbildungen und 17 Farbfotos. Kt.

Prof. Dr. med. Robert F. Schmidt
Medizinische Biologie des Menschen

Eine Einführung für Gesunde und Kranke. 481 Seiten mit 81 Tafeln. Geb.

»Ein Buch, das nicht nur informativ und daher nützlich ist – ein Buch, das sich spannend liest und das wirklich anregt, den eigenen Körper kennenzulernen, mit dem man ein Leben lang auskommen muß.« Norddeutscher Rundfunk

Schwangerschaft, Geburt und Säuglingspflege

Herausgeber: The Boston Children's Medical Center. Bearbeiter der deutschen Ausgabe: Prof. Dr. med. Klemens Stehr.
Aus dem Amerikanischen von Wolf-Dieter Bach, Edith Mundt.
Überarbeitete Neuausgabe. 600 Seiten mit 114 Fotos und Grafiken. Geb.

Piper 45/5d

PIPER